2nd EDITION

보건 윤리

CASE STUDIES IN PUBLIC HEALTH ETHICS

보건윤리

CASE STUDIES IN
PUBLIC HEALTH ETHICS 2nd EDITION

2016년 2월 5일 1판 1쇄 인쇄
2016년 2월 10일 1판 1쇄 발행

지은이 | Steven S. Coughlin
옮긴이 | 손명세 강명신
펴낸이 | 김진환
펴낸곳 | 정담미디어 · (주) 학지사
04031 서울시 마포구 양화로 15길 20 마인드월드빌딩
대표전화_ 02-330-5188 팩스_ 02-326-0338
등 록 | 2010년 2월 8일 제313-2010-36호
메 일 | jdmpub@jdmpub.com
홈페이지 | http://www.jdmpub.com

ISBN 978-89-6069-530-6 93510

가 격 | 22,000원

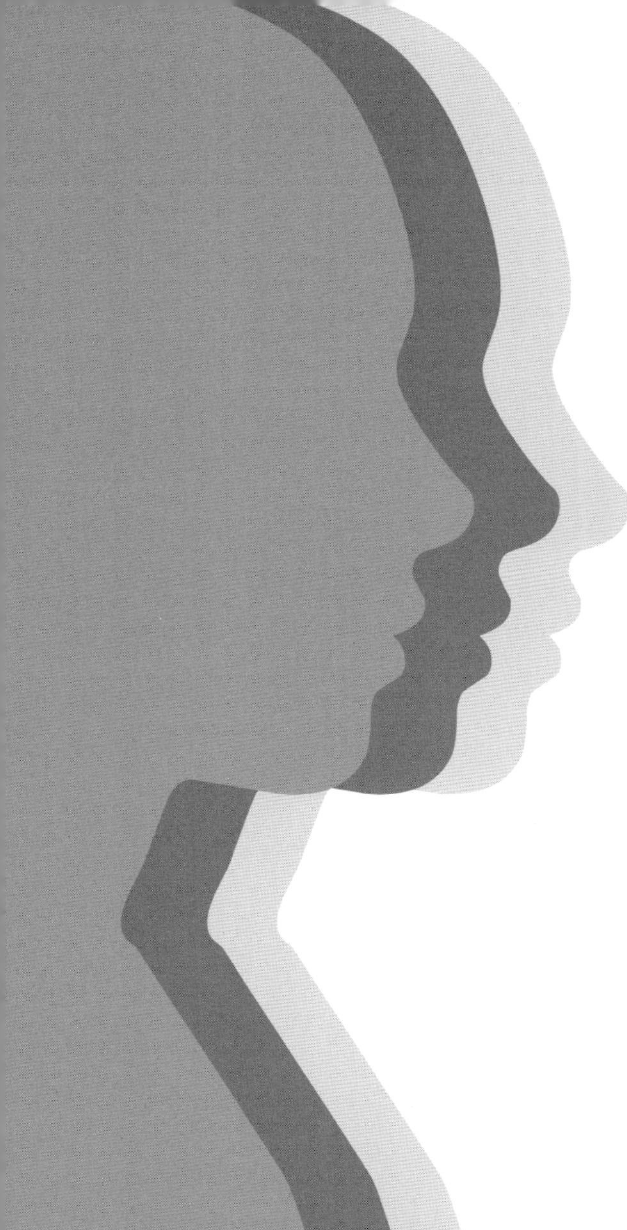

2nd EDITION

보건 윤리

CASE STUDIES IN PUBLIC HEALTH ETHICS

Steven S. Coughlin 저 **손명세 강명신** 공역

정담미디어

역자 소개

손명세 연세대학교 보건대학원, 연세대학교 의과대학

강명신 강릉원주대학교 치과대학

역자 서문

보건윤리시리즈에 속한 이 책은 구성이 사례중심으로 되어 있어서 이론에 문외한인 독자도 쉽게 따라갈 수 있다. 사례는 많이 알려진 사례들과 덜 알려졌지만 중요한 사례들을 추려서 실었고 그 출처도 밝히고 있다. 또한, 토론을 위한 질문도 있어서 사례기반학습에 도움이 되도록 했다. 해당 주제에 대해 심도 있는 자습이나 토론을 하려는 독자를 위해서 읽을 만한 문헌 목록도 제공하고 있다.

주지하다시피, 사례중심교육의 장점은 학습자들에게 다가가기 좋고 토론의 재료로 삼을 수 있으며, 우리 주변에서 실제로 일어나거나 일어날법한 유사 사례를 공유하고 토론하면서 자신의 생각을 검토하고 입장을 정리할 수 있다는 것이다. 교수자와 학습자 모두 거시적인 점을 놓치지 않기 위해 실제 사례를 중심으로 한 교과과정의 단점도 고려한다면 더욱 좋을 것이다. 특정 사례의 발생은 발생을 이끈 토양으로서의 제도적, 조직적인 환경을 전제로 한다. 따라서 교수자와 학습자는 사례를 둘러싼 제도와 조직에 대해서도 관심을 가지고 사례토론을 심화시키는 과정을 필요로 한다.

윤리공부의 최우선 목표가 윤리적 문제 해결을 요하는 윤리적 상황이라는 것을 인지하게 하는 것임은 아무리 강조해도 지나침이 없다. 그러한 점에서 실제 사례를 중심으로 하여 토론하는 공부방식은 필수적이다. 저자가 말한 대로, 사례를 가지고 강의와 소그룹 토론을 적절하게 조합하여 운영하되, 학생들에게 보건 분야의 연구와 실제에서 발생하는 윤리문제에 관한 문헌을 많이 보게 하는 수업 운영이 바람직하다.

이 책은 보건윤리의 이론적 틀을 시작으로 프라이버시와 기밀보호, 인폼드 컨센트를 둘러싼 쟁점, 랜덤화 임상시험의 윤리, 임상시험심의위원회, 보건전문가들의 커뮤니케이션 책임, 연구결과의 출판과 해석을 둘러싼 쟁점, 이해상충, 연구후원의 윤리 및 보건연구의 과학적 부정행위, 그리고 보건의 실천적 영역에서의 윤리, 다문화연구의 윤리, 유전자에 따른 차별 문제, 에이즈 예방과 치료에서의 윤리, 희소한 자원의 분배와 의료 개혁 등에 대한 것들도 다룬다.

윤리적 상황의 인지를 강조했지만, 윤리적 문제는 그 현장에 있는 당사자들의 소신이 중요하고 문제해결을 위한 자원 구동이 중요하다. 저자도 밝히듯이 보건윤리 교과과정에서 학습자의 도덕적 인격을 고양하려는 것은 일차적 목적이 아니다. 개념적인 능력과 의사결정능력을 키우는 전문가 양성과정에서 윤리교과의 교육목표는 자신이 속한 현장의 문제를 1인칭 관점으로 바라보고 그 안에서 해결방안을 살펴볼 수 있는 능력과 의사결정 능력을 키우는 것이다.

당연한 말이지만, 문제를 확인하고 문제와 관련된 이해당사자들의 관점과 이해를 두루 살펴보려면 해당 분야의 지식이 요구됨은 말할 것도 없다. 보건윤리의 기초에 보건관련 연구와 보건관련 정책관리의 실제가 있기에 보건윤리 토론으로 역학과 관리에 대한 학습에 동기부여도 될 것이다.

이 책을 연세대학교 보건대학원 석사과정에서 보건윤리 교과서로 채택하여 활용해 본 결과, 보건계열 학부과정 또는 보건관련 대학원 석사과정의 윤리강의, 또는 관련 분야의 보수교육에 유용하다는 생각으로 번역을 시작했는데 이제야 출간을 하게 되었다. 아무쪼록 이 책이 보건 분야의 윤리교육과정에 유용하게 활용되기를 바란다.

2016년 2월

손명세, 강명신

저자 서문

이 책의 초판은 대학원생들과 보건관련 전문가들에게 윤리를 가르칠 때 사례연구자료로 활용했던 경험의 산물이었다. 초판의 경우 보건윤리에 관한 책으로는 처음으로 출간된 책 중의 하나였다. 초판이 나온 1997년 이후, 이 분야의 관련 문헌의 양은 매우 빠르게 늘어나고 있다. 최근에 나온 문헌 중에는 보건윤리의 개념적인 틀과 이 분야의 역사적 발전상을 개괄해놓은 것도 있다. 역학연구, 보건사업의 수행, 보건정책 등에서의 윤리 이슈에 대한 관심의 급증은 첫째, 보건의 사회적 역할의 중요성, 둘째, 보건전문가, 연구자, 정책 입안자들의 관심 증가, 셋째, 보건의료정보의 진실성이나 건강 형평성의 감소, 제한된 의료자원의 균등한 분배, 의료응급사태에 대한 준비와 대응, 환경과 사회의 문제를 개선하는 일에 대한 일반대중의 관심 증가 등을 반영하고 있다고 생각한다.

정의(justice) 문제가 보건 분야에서는 특히 두드러진다. 관련 사안으로는 건강 증진 유지를 위해 공적 자원을 배분할 때의 공정성이 있고, 빈곤과 교육 부재, 의료 접근도의 취약성 그리고 환경오염과 여타 사회문제 등으로 인한 보건복지의 필요 등이 있다. 그 외에도 보건분야의 윤리 문제에는 건강 증진 유지를 위한 목적으로 과학적 지식을 습득하고 이를 적용하는 보건전문가들의 책임과 연관되는 경우가 많은데, 이런 활동 중에 어떻게 개인의 권리를 침해하지 않고 존중할 수 있을 것인가가 특별히 문제가 된다. 잠재적인 사회적 이익이 개인과 지역사회에 미치는 잠재적인 해악과 견주어서 합당한 정도로 커야 한다.

보건전문가들이 이러한 문제를 성공적으로 다룰 수 있도록 도움을 주기 위해서 보건윤리에 대한 강의를 맡은 당사자는 늘 사례연구자료가 필요하기 마련이다. 대학원 과정의 보건윤리를 가르칠 때뿐만이 아니다. 사례를 분석하는 교육자료는 미국역학학회와 세계환경역학학회, 그리고 미국의 선도적 대학병원이나 의료관련 기관에서의 보수교육이나 연수교육에도 필요하다. 이 책에서 편집한 사례연구는 바로 이런 수요를 채우기 위한 시도이다.

콜린 소스콜른(Colin Soskolne)과 케네스 굿맨(Kenneth Goodman)이 이 책을 만드는 데에 큰 기여를 했다. 초판에서와 마찬가지로, 이 책의 목적은 학생과 교수자에게 강의실 토론과 전문가 워크숍에 알맞은 보건윤리 분야의 사례연구집을 제공하는 것이다. 역학 분야에서 생기는 이슈가 언제나 현저하지만, 초점은 그것을 넘어서 훨씬 폭넓게 보건연구 및 사업관리에까지 걸쳐있다. 다시 말해, 이 책은 보건의료 연구, 보건사업과 정책의 관리, 임상연구, 보건정책 분야에 관한 윤리 교육과 전문가 보수교육을 위한 사례연구자료로 활용될 수 있도록 만들어졌다. 그렇지만 보건정책의 윤리와 임상연구의 윤리, 전문적 윤리에 관한 모든 논의를 다 포괄적으로 다루려고 한 것은 아니다.

이 책에 포함된 사례 중에는 윤리적인 쟁점이 모든 연구에서 똑같지 않다는 것을 잘 보여준다. 윤리적인 고려 사항은 자료의 수집방법(예: 참여자에 대한 직접 관찰, 포커스 그룹을 통한 면접 등의 조사, 주요 정보제공자에 대한 심층 면접 조사, 서베이 조사, 생물학적 표본의 검사, 기존 자료의 분석)에 따라 다양하고, 연구 디자인(예: 관찰연구,

랜덤화 임상시험 등)에 따라서도 다르다.

이 책은 17개 장으로 구성되어 있다. 1장은 보건 분야의 윤리문제를 분석하는 데에 적합한 도덕추론 방법들을 개괄한다. 2장부터는 프라이버시 보호와 기밀유지, 보건연구에서의 인폼드 컨센트, 랜덤화 임상시험, 위원회 심의와 임상시험심위원회 제도, 위원회 심의와 과학적 부정행위, 이해상충과 연구비 지원, 지적재산과 데이터 공유 등을 다룬다.

보건윤리에서 최근 떠오르는 쟁점들도 포함되어 있다. 이러한 이슈에는 보건전문가의 커뮤니케이션 책임이나 출판과 연구결과 해석과 관련된 문제 등이 포함된다. 또한, 보건사업 시행에서의 윤리 쟁점도 다룬다. 이 외에도 취약한 인구집단을 대상으로 한 연구와 다문화연구, 국제보건 연구, 유전학 연구와 검사, 에이즈 예방과 치료, 희소한 의료자원의 분배와 보건의료개혁에 관련된 윤리문제를 다루고 있다. 보건관리학이나 역학에서 사례들을 모으긴 했지만 이 책에 수록된 사례들을 통해서 그간 익숙해진 이슈들로서, 연구진실성과 과학자로서 올바른 연구수행 등의 문제가 친숙할 것이다. 각 장에 제시한 사례마다 더 생각해 볼 필요가 있는 질문을 추가했으며, 더 찾아보고 연구하는 데에 도움이 될 만한 참고문헌의 목록도 덧붙였다. 책 말미에는 교수자를 위한 지침도 수록했다.

감사의 글

책이 만들어질 수 있도록 도움을 준 모든 이에게 감사드린다. 초판의 원고 작업을 같이 했던 동료들에게 감사드린다. Colin Soskolne, Kenneth Goodman, 이 두 사람과는 오랫동안 학문적으로 협력하면서 좋은 시간을 함께 했다. 사례를 수집해서 엮는 일은 콜린 외에도 Lee Sieswerda와 Lee-Anne Hatten이 도와주었다. 환경역학자들을 대상으로 실시했던 국제적인 윤리 설문조사에서 사례를 많이 얻을 수 있었다. Norman Giesbrecht는 미국보건협회(American Public Health Association, APHA)의 출판위원회의 위원장으로서, 이 책의 초고에 조언을 주었다. Tulane University와 Emory University에서 이 분야의 전문가인 동료들과 전공하고 있는 학생들과 토론하면서 자극을 많이 받았다. 마지막으로 Nina Tristani와 Carrie Mercadante, 이 두 사람은 APHA에서 이 프로젝트를 살펴주었다.

이 책에 실린 많은 사례연구는 국제환경역학회(International Society for Environmental Epidemiology) 참석자들, 세계보건기구의 전지구환경역학네크워크(Global Environmental Epidemiology)에 참석했던 사람들, 그리고 이탈리아 역학협회(Italian Epidemiology Association)의 1994년 국제윤리설문조사(International Ethics Survey)에 응해준 사람들이 있었기에 가능했다. 교육목적의 사례연구로 책에 실릴 수 있도록 하나 이상의 사례연구를 제공해주어서 감사드린다. 국제윤리설문조사의 결과는 1996년 5월 17일자, The Science of the Total Environment지에 콜린 등의 저자들이 게재했다. Gina Etheredge와 Judith La Rosa, 그리고 Ronald Prineas가 교육용으로 개발한 사례연구 중에서도 3개가 저자들의 허가를 받아 이번 개정판에 실리게 되었다.

차례

chapter 1

사례분석과 도덕추론

Case Analysis and Moral Reasoning

보건연구와 실천에서는 다양한 종류의 중요한 윤리적 쟁점이 제기된다. 이와 관련해서 사업수행자, 연구자, 연구참여자, 지역사회와 정부의 권리 및 책임을 검토하고 분명히 하려는 노력이 상당히 많아졌다.

노력의 많은 부분은 역학 분야와 다른 보건 분야의 윤리적 이슈와 핵심 가치들을 확인하는 데에 투입되었다. 그리고 보건전문가로서 역학자들의 윤리지침이나 전문가로서의 행동규정을 개발하는 일에도 관심이 높아졌다. 지침과 규정은 교육적인 목적과 분쟁의 해결, 비교적 경계가 분명한 사례에서의 행동 지침으로는 유용하지만, 보건 분야에서 많이 마주치게 되는 복잡한 윤리적 문제에 구체적인 답을 주지는 못한다. 그러므로 보건전문가들은 윤리적 의사결정을 익혀서 전문가로서의 의사결정을 정당화하는 판단능력을 갖출 필요가 있다. 대부분의 보건전문가들은 도덕철학전문가가 아니다. 마찬가지로, 도덕철학자들도 보건학의 전문가일 가능성이 희박하다.

보건전문가들은 적어도 도덕추론의 몇 가지 방법에 대해 익숙해질 필요가 있다. 최근의 생명윤리 문헌에는 도덕추론의 대안적 접근에 대한 열띤 공방이 있어 왔다. 서로 경쟁하는 접근방식들로는 Beauchamp과 Childress(2001)의 원칙기반접근(principlism), 결의론(casuistry)과 같은 사례중심적 또는 유비적 방법(Jonsen & Toulmin, 1988), 도덕규칙기반체계(moral rule−based systems)(Gert, 1988) 등이 있다. 여기에 더해서 권리중심이론과 의무중심이론, 계약론, 덕윤리 등과 최근의 발전상으로 돌봄의 윤리와 내러티브 윤리, 공동체주의 또는 공동체이론 등이 있으나 이러한 이론들을 상세히 풀어내는 것은 이 책의 범위를 벗어난다. 보건전문가들이 보건 연구와 실천에서 나오는 윤리적 문제들을 찾아내고, 이를 해결하기 위해 다양한 이론적 틀을 모두 학습할 수는 없기 때문이다.

이 장에서 어떤 개념적인 혹은 분석적인 틀을 중점적으로 다룰 것인지 결정할 때 지침이 된 요소는 보건의 실제 도덕적 문제에 대한 실용성과 적용가능성이다. 이어서 윤리이론들을 간단하게 개괄하고 윤리적 의사결정의 세 가지 주요 방법을 소개할 것이다. 이는 4원칙 접근, 결의론, 도덕규칙기반체계이다.

이 설명을 보고 자칫 윤리적 의사결정에 필요한 도구에 대한 완전하고 총괄적인 소개라고 오해하지 않기 바란다. 철학적인 깊이와 열의가 어느 정도 있을 때 배울만한 개념에 대한 간단한 소개로 여기는 것이 좋겠다. 사실 깊이와 열의를 어느 정도나 기울여야 하는가의 문제는 전문직업인들에게 응용윤리를 가르치는 사람들 사이에 논란이 되고 있다.

윤리이론에 대한 개괄

도덕추론은 윤리적 물음과 문제에 대해 숙고함으로써 판단 또는 합리적 분석의 도움으로 의사결정에 이르는 과정을 말한다. 숙고과정에서 우리는 종종 구체적인 결정이나 행위를 정당화하기 위해 도덕규칙이나 원칙을 적용하게 된다. 이 규칙이나 원칙은 윤리이론에 의해서도 정당화된다. 결정이나 행위, 그리고 그것에 이르게 한 윤리규칙이나 원칙을 옹호하는 것은 윤리이론이거나 규칙과 원칙의 총체이다.

의무론(deontological theory)과 공리주의 이론(utilitarian theory)은 가장 많이 인용되는 이론들로 보건윤리에 직결되는 의미도 있다. 의무론 혹은 칸트이론이 주장하는 것은 어떤 목적에 대한 수단으로서만 개인을 대해서는 안된다는 것과 어떤 행위는 결과에 상관없이 옳거나 그르다는 것이다. 의무론은 인간피험자를 활용하는 연구에서 참여자들을 보호하는 강력한 근거를 제공한다. 설혹 연구 참여자들을 보호하느라고 연구가 더디어지거나 지식의 획득이 늦어지더라도 말이다.

한편, 공리주의 이론은 이익이 되는 결과를 극대화하려고 한다. 공리주의자에게 효용의 원칙(이익의 총합 또는 집합적인 이익을 극대화하여야 한다)은 그로부터 다른 원칙들이 도출되는 궁극적 윤리원칙이기도 하다. 공리주의 이론은 강제적 예방접종 사업이나 공용 상수원지의 불소화, 생통계치의 수집 등의 보건사업에 대한 강력한 정당화를 제공한다.

이론의 충분성을 판정할 때에는 완전성, 포괄성, 그리고 일상적 도덕판단이나 경험과의 적합성 등을 검토할 수 있다(Beauchamp & Childress, 2001). 이 모든 요건을 만족시키기는 지극히 어렵다. 그 이유는 도덕의 복잡성을 그대로 반영할 것이기 때문이다(Lustig, 1992). Beauchamp과 Childress가 말하듯이 "우리는 경험을 비추기 위하여 이론을 개발하고 우리가 무엇을 해야 할지 정한다. 또한, 이론을 검증, 강화, 수정하는 데에 경험을 활용하기도 한다. 이론이 산출한 결론이 우리의 일상적 판단과 어긋나는 경우(예: 이론에서 인간피험자들이 과학적 연구라는 목적에 대한 수단으로서만 사용될 것을 허용하는 경우) 이론을 의심할 이유가 생기게 되고 해당 이론을 수정하거나 다른 이론을 찾게 된다."(Beauchamp & Childress, 1994).

도덕추론의 원칙기반 방법

보건을 위한 윤리원칙들과 지침들은 선행(beneficence), 악행금지(nonmaleficence), 자율성(autonomy), 정의(justice)의 원칙에 입각해서 구성된다. 이것은 Beauchamp과 Childress(2001)가 개발한 접근방법의 핵심이다. 4가지의 윤리원칙은 보건의료전문인들의 윤리적 분석에 유용한 틀을 제공한다. 하지만 의사결정에 대해 철학적으로 완벽한 정당화를 제공하지는 못한다. 그러한 추상적인 원칙이나 여타의 일반적인 규범이 주는 권고는 구체적이지 않아서 다른 해석의 여지를 남겨두는 일도 많다. 또한, 선행과 정의 또는 악행금지, 자율성과 정의의 원칙 사이에 갈등이나 긴장이 있을 때에는 원칙들 사이에서 선택을 하거나 혹은 원칙마다 가중치를 다르게 부여할 필요가 있다(Beauchamp, 1994). 보건윤리의 실제 문제들은 이 원칙들의 구체화와 수정을 통해서 적용가능성을 더 높일 것을 요구하고 있다(Beauchamp, 1995).

4원칙

네 가지의 윤리원칙(4원칙)들은 규범윤리를 보건의 도덕적 문제에 응용하는 틀을 제공한다. 선행이라는 윤리원칙은 개인과 사회의 잠재적 이익을 극대화하고 잠재적 위험은 최소화할 것을 요구한다. 선행은 개인복지의 보호와 공동복지의 증진을 말한다(Beauchamp & Childress, 2001).

악행금지의 원칙(해를 끼치지 말라고 하는 히포크라테스의 금지와 관계가 있음)은 해로운 행위를 하지 말 것을 요구한다. 그러나 해악금지의 원칙은 잠재적인 이익에 대해서 잠재적인 해악을 저울질하는 것까지 막지는 않는다.

정의의 원칙은 잠재적인 이익과 부담을 공평하게 분배할 것을 요구한다(Powers & Faden, 2006). 분배정의에 대해서는 몇 가지 이론이 나와 있다. 평등주의적 정의론은 사회에서의 잠재적 이익에 대해서 개개인이 동등한 몫을 받아야 한다고 주장한다. 공리주의적 정의론은 기준을 혼용해서 공공의 효용이 극대화할 것을 강조한다. 이 부류의 이론은 보건의료 서비스와 재화의 분배를 시장에 맡기는 것이 최선이라고 이야기한다. 진정한 자유시장에서의 분배는 개인의 선택과 기업에 의해 자연분배가 이루어지는 것으로, 중앙정부의 기획에 의한 것은 아니다(분배정의에 대한 문제는 17장에서 더 논하기로 한다).

마지막으로, 자율성의 원칙은 자기결정의 권리에 초점을 맞춘다. 인격존중이라는 원천에 서구의 전통이 뿌리내리고 있는데, 정치적인 삶이나 자기계발에서 개인의 자유를 중시한다. 느슨하게나마 자율과 관계가 있는 몇 가지 개념은 프라이버시, 자유로운 선택, 자신의 선택에 대한 책임을 수용하기 등이다.

일반적 규범과 원칙을 구체화하고 더 깊은 해석을 하여야만 윤리적인 문제를 해결할 수가 있다. 어려운 사례에서의 첫 번째 단계는 일반적인 규범을 지정하고 이것을 구체화하고 수정하면서 규범 간의 갈등을 줄여 나가는 것이다(Beauchamp, 1996). 원칙을 구체화하면 일반성이 줄어들고 그에 따라서 적용가능성은 늘어나게 된다. 새로운 문제가 떠오를 때마다 지속적이고 점진적인 구체화가 필요하다.

이제 '4원칙 접근'이 보건에서 발생하는 구체적인 문제를 분석하는데 어떻게 활용되는지를 알기 쉽게 살펴보기 위해 다음의 사례를 참조한다.

첫 번째 사례기술

미국의 어느 대학에서 근무하는 역학자가 요청받은 연구는 기업체가 후원하는 역학연구였는데, 주제는 몇 개의 반도체 제조 공장에서 일하는 여성 조립 근로자들 사이에 발생하는 유산 또는 불임이었다. 연구자가 초안을 잡은 연구계획서는 해당 대학의 기관심의위원회(윤리심의위원회라고도 함)의 승인을 받았다. 연구와 관련된 계획서에는 출판에 관한 내용은 없이, 역학자와 기업체 행정간부의 서명만이 기입되어 있었다. 계약 조건에는 연구팀이 수집한 모든 자료와 정보는 그 회사의 재산으로 넘겨져야 한다고 되어있었다.

역학자는 역학을 공부하는 대학원생들로 팀을 구성해 연구에 참여했다. 연구자들이 발견한 것은 제조과정에서 쓰이는 몇 가지 화학물질에 대한 노출이 유산이나 불임 발생률의 증가와 연관되어 있다는 것이었다. 연구결과와 그에 따른 권고사항을 회사의 중역에게는 제출했지만 과학문헌에는 공표되지 않았다.

근로자들을 대표하는 노조가 이 문제에 끼어들었다. 연구에 참여한 노조원들이 라이프스타일 설문지와 의료병력에 관한 설문지를 완성한 다음, 그 결과에 대해 조사하기 시작했다. 연구결과를 얻기 위해 노조가 회사에 공개를 요청했지만 무산되었다. 곧 노조는 대학의 역학자와 접촉을 시도했고 그에게 결과를 물었다. 그러나 이미 연구자는 기업의 간부로부터 연구계약조건상 결과의 유포를 금지당한 상황이었다. 기업으로부터 법적인 소송을 당할지도 모른다는 위협 때문에 연구자는 노조와 근로자들에게 연구결과를 주어서는 안된다고 생각했다.

원칙에 기반한 분석의 예

연구에 참여한 역학자는 전문가로서 윤리적으로 중요한 문제에 직면해 있다. 선행의 원칙이 요구하는 것은 역학자가 조립 근로자들과 그들의 가족에게 생길 수 있는 위험을 최소화해야 한다는 것과 근로자 및 사회일반에 대한 연구의 잠재적 이익을 극대화해야 한다는 것이다. 미래의 근로자들이 입을 수 있는 위해 예방의 필요성이 반드시 고려되어야 한다. 이것이 선행과 악행금지 원칙의 요구이다. 따라서, 역학자의 전문가로서의 윤리적 책임은 적절한 시기에 연구결과를 발표해서 되도록 많은 독자가 연구로부터 이익을 얻을 수 있게 하는 것이다.

자율성의 원칙이 제시하는 것은 조립 근로자가 반도체 산업장에서 근무할 때 발생할 수 있는 위험에 대해 충분한 정보를 얻을 권리가 있다는 것이다. 또한 정의의 원칙은 산업장의 화학물질에 노출된 결과로 유산이나 불임을 겪는 여성들이 마땅한 보상을 받아야 한다는 것이다.

그럼에도 불구하고 다른 한편으로는 역학자는 법을 존중해서 계약조건을 지켜야 한다. 따라서 정보의 기밀성(confidentiality)을 보호해야 한다. 계약조건을 지키지 않으면 법적으로 곤란한 상황에 놓일 수 있고, 앞으로 기업체로부터 연구에 대한 재정적 지원도 줄어들 수 있다. 역학자가 연구결과를 누설하면 연구비를 지원한 기업이 알려질 가능성이 높아지고, 그에 따라 기업체도 재정적 손실과 법적인 보상 책임을 지게될 수 있다. 그러므로, 한편으로 역학자와 기업체의 법적 · 재정적 위험, 다른 한편으로는 여성근로자들에 대한 잠재적 이익과 그들을 해악으로부터 보호할 필요성에 대한 균형잡힌 고려를 해야만 한다.

윤리원칙과 관련된 규범적 규칙(예: 특별히 접근해서 얻은 정보에 대한 기밀유지 등)과의 갈등을 줄이기 위해서, 원칙을 더 구체화해서 해석하여야 한다. 어떤 상황에서는 심각한 위해의 가능성을 근로자들에게 알려야 할 필요에 대해 계약조항을 이행해야 한다는 일반적인 필요보다 큰 가중치를 줄 수 있다. 이 윤리적 딜레마에 대한 다른 해결책으로 회사의 간부들을 설득해서 역학자가 결과를 노조에 알리거나 과학문헌에 발표하는 것을 허용하도록 할 수 있다. 역사에서 흔히 있는 일이지만 회사가 중요한 연구결과를 알리기를 미루면 결국 나중에는 법적인 책임을 물어 배상금을 지불할 의무를 지게 된다. 역학자 역시 법적인 도움을 빌어 법적인 소송의 위협에 대해 검토하도록 할 수 있다. 엄밀한 검토를 한다면 노조와 해당 기업의 근로자들에게 연구결과를 드러내서는 안된다는 법적 의무를 면할 수도 있다.

역학자가 자신의 연구결과를 근로자들에게 밝히지 못하고, 과학문헌에도 발표하지 못하는 것은 이해상충의 결과이다. 그런데 이와 같이 기업을 대신해서 대학소속의 과학자가 연구를 하는 경우에는 이런 이해상충에 대한 안전장치가 필요하다. 대학이나 연구기관은 정책 혹은 윤리지침을 통해 연구 참여자에게 연구결과를 밝히는 것을 금하거나 과학문헌에 발표하는 것을 막는 계약조건에는 동의하지 못하도록 연구자들을 지지해주어야 한다.

총평을 한다면, 우리는 4원칙에 의해 정보를 은폐하기보다는 노출 위험에 대해 근로자들에게 알리기를 지지해야 한다고 믿는다. 법적인 문제를 참작해야 할 필요도 있지만, 일반적으로는 도덕적인 책임이 법적인 책임에 대한 공포와 재정 위험 등을 우선하는 것으로 여겨진다. 옳은 일을 하다보면, 때로는 피하고 싶은 결과를 가져오는 것이 사실이다. 과학자가 연구결과를 발표하는 합당한 권리를 애초에 계약서에 명시해 두었다면, 이런 갈등이나 고민이 생기지 않았을 것이다.

원칙중심의 방법이 선호되고 있는 것은 사실이지만, 그동안 생명의료윤리문헌에서는 그 외의 도덕추론 방법들에 대해서도 중요한 논의가 이어져왔다.

결의론과 유비추론[1)]

결의론(라틴어 어원은 '사례'를 의미)은 고대 스토아학파에서 유래한 것으로 15세기와 16세기에 로마 카톨릭계와 영국의 도덕신학자들(Jonsen & Toulmin, 1988; Jonsen, 1995)의 저술에서 전성기를 이루었다. 그러다가 한때 '둘러대기'나 '잘못된 추론'을 뜻한다고 조롱 섞인 말을 듣기도 했었다. Albert Jonsen, Stephan Toulmin 등의 철학자들에 의

1) '유비추론'은 두 개의 대상이 가진 속성이 동일하다면 그것을 근거로 두 대상의 다른 속성도 그럴 것이라는 결론을 도출하는 추론방식이다. 논증의 한 방식으로서 주의할 것은 증명이 필요한 것인데도 불구하고 그냥 진리로 수용하거나 비약을 한다든지 무관한 것을 끌어들여 슬쩍 넘어가서는 안 된다는 점이다.

해 되살려져 다시 활기를 띠게 되었다.

결의론의 바탕에는 유비추론과 전형적 사례에 대한 호소, 실천판단이 있다. Jonsen의 주장은 윤리적 문제가 제기되었을 때 일반원칙[2)]과 이론으로 답을 찾기는 하지만, 구체적 특수 사례에서 나타나는 구체적인 의사결정을 원칙이 곧바로 제시하지는 못한다는 것이다. 구체적인 의사결정을 내놓기 위해서는 주어진 사례의 상황과 사례가 놓여있는 도덕적인 맥락에도 주목해야 하기 때문이다.

결의론에서는 사례 그 자체의 특수한 요소들의 수준에서 의사결정을 한다. 주어진 사례에 대해 의사결정을 내려야 할 때 결의론자는 직접 특정 이론을 근거로 삼지 않고 일반원칙을 끌어들인다. 지혜롭고 의미심장하면서도 규칙 같은 일반원칙(예를 들어, "진실을 말하라" 같은)으로서 사례와 직접 관계가 있는 결정을 제시한다. 사례마다 다르지만 보통 몇 가지의 일반원칙과 관계가 있다.

결의론이 요구하는 것은 무엇보다도 사례가 놓인 상황을 분명하게 드러내는 일이다. 사례를 둘러싼 사실들을 명백하게 추려내야 한다는 것이다. 사례기술의 완전성 여하에 달려있겠지만, 몇 가지 사실이 두드러진다. 그러면 결의론자는 어떤 일반원칙이 이 사례에 가장 적절한 것인지 결정한다. 여건이나 사실이 다르다면 다른 일반원칙에 의존해야 할 것이다. 그런 다음 결의론자는 사례에 대한 주장, 즉 판단을 제시한다. 근거(판단에 관건이 되는 여건), 일반원칙, 개념적인 근거(일

2) '일반원칙'은 maxim을 번역한 말이다. 칸트의 도덕형이상학에서 나오는 maxim은 보편화 테스트를 거치기 전의 주관적 준칙으로 번역하는 것이 보통이지만, 이 장의 맥락에는 원칙으로서 일반적으로 수용될 만한 것을 의미하는 것으로 보아, 일반원칙으로 통일하여 번역하기로 한다.

반원칙을 뒷받침하는 보다 일반적인 개념으로, 예를 들면 인격 존중)가 제시하는 논리적 추론 형식에 의해 판단을 내린다.

사례기술은 여건과 일반원칙, 논리적인 사고를 포함하고 있으므로, 형태학(morphology)의 기본적인 구조를 따른다고 할 수 있다. 주어진 사례를 다른 유사한 사례들과 병치시키는 것은 분류학(taxonomy)을 의미한다. 그리고 Jonsen은, 이 구조들 내에서 사례에서 사례로 오가는 것을 동역학(kinetics)이라고 하였다.

결의론자들은 우선 비교적 명확하고 전형적인 사례로 시작하는데, 이런 사례의 특징은 특정 윤리규범을 그대로 적용하면 무엇이 올바른 행위과정인지 알 수 있다는 점이다. 복잡하거나 모호한 사례에서 어떤 규범을 적용할 것인지를 정할 때에는 나름의 판단이 필요하다. 결의론은 판례가 정립된 소송사례에 기반해서 법을 적용하는 것과 매우 비슷하게 진행된다고 볼 수 있다.

결의론적 방법에 대한 예시로서 다음에 주어진 사례기술을 살펴본다.

두 번째 사례기술

미국에서는 의료기기업계들이 전신방사선스캔(whole · total · full body scan) 광고를 엄청나게 하면서, 암의 조기발견과 마음의 평화를 약속하고 있다. 일부 광고에는 질병을 조기에 발견했다면서 전신방사선스캔이 사람을 살리는 기술이라는 내용의 환자증언도 들어있다. 전신방사선스캔과 여타 방사선 검진에 대한 소비자 대상 마케팅이 성행하면서 의사의 의뢰 없이도 직접 스캔을 받는 추세이다. 일상적인 검진을 위한 전신방사선스캔은 보험사에서 보험급여를 지급하지 않고 있기 때문에 수백 달러를 낼 수 있는 사람들에게나 접근이 가능한 검사이다.

그러나 전문가들은 신중론을 펴고 있다. 스캔이 잠재적으로 갖고 있는 이익과 위험이 랜덤화 임상시험에서 검증된 바가 없다는 사실과 방사선 노출에 의한 위험이 이익을 능가할 수 있다는 사실 때문이다. 점차 많은 의료단체들과 과학단체들이 일상적 검진을 위한 전신방사선 스캔에 대해 의문을 제기하고 있다. 전형적인 전신방사선스캔의 경우, 흉부 방사선을 촬영할 때 환자가 받는 방사선노출량의 250여배가 넘는 방사선에 노출될 수가 있다. 흉부 방사선의 경우에도 건강한 세포의 DNA를 손상시킴으로써 암 발생 위험을 증가시킨다. 미국의학물리학자연합회(American Association of Physicians in Medicine)의 회장인 닥터 로버트 구드(Robert Gould)는 "전신방사선스캔은 분명히 위험이 따르는 일입니다. 사소한 양의 방사선 노출이 아니라는 말입니다. 더욱이 그 정도로 노출되어서 우리가 얻을 이익으로 입증된 것도 없습니다."라고 하였다. 전문가들의 결론은 증상이 없는 사람에 대한 전신방사선스캔은 과학적으로 정당화되지 않으며, 스캔 자체가 위양성 진단의 증가와 연관성이 있고, 위양성 진단이 나오는 경우에 불필요한 수술이나 그에 따른 합병증의 위험도 있다는 것이다. 그 외의 쟁점으로는 전신방사선스캔이 불필요한 의료비 지출을 야기하여 보험사가 이를 지불하게 되는 경우, 보험료상승 부담이 고스란히 소비자들에게 돌아갈 수 있다는 것이다. 따라서 고비용을 부담할 수 있는 사람들을 대상으로 한 일상적 검진에 전신방사선스캔을 포함시키는 것은 보험자와 소비자 양쪽에 불필요한 의료비 지출을 야기할 수 있다.

이러한 전신방사선스캔에 대한 소비자 대상 광고에 대해 보건기관이나 규제기관에게 어떠한 역할이 있을 수 있는지 명확하게 제시된 바는 없다. 전신방사선스캔은 의학적 진단에 활용하는 목적으로 미국

FDA가 승인한 항목이다. 미국 FDA도 검진용 전신방사선스캔의 사용에 대해서는 주의를 요하라고 하면서도 사용이 이미 승인된 의료기기의 "허가 받은 적응증 이외의 용도로 사용하는 일"을 법률로 금지할 수는 없는 상황이다.

사례기반 분석의 예

이 사례를 분석할 때, 결의론자는 우선 상황을 검토한다. 즉, 사례를 둘러싼 사실을 검토하는데, 이는 모든 윤리분석에서 중요한 과정이다. 이 사례를 둘러싼 사실들을 살펴보면, 전신방사선스캔에 대한 위험과 이익에 대한 랜덤화 임상시험이 완료된 바가 없다는 것과 방사선노출로 인한 위험이나 검사결과 위양성 결과로 인한 위험이 잠재적인 이익을 능가할 가능성이 있다는 것, 그리고 일상적 검진에서 이 검사에 대한 비용을 지불할 능력이 있는 사람들이 이를 광범위하게 사용하는 경우, 다른 소비자들이 보험사에 지불하는 보험료를 상승시킬 소지도 있다는 것 등이다.

그 다음으로 결의론자가 해야 할 일은 어떤 일반원칙들이 이 사례와 관련해서 가장 적절한가를 따지는 일이다. 이 사례에서 살펴볼만한 일반원칙으로는 "의사의 의뢰 없이 전신방사선스캔을 소비자 혼자 결정하지 못하게 해야 한다." 또는 "검증되지 않은 전신방사선스캔을 직접 소비자를 상대로 광고하는 행위는 규제하여야 한다."가 될 수 있다. 그 외에도 "모든 의료시술은 일상적 검진에 도입되기 이전에 잠재적 이익과 위험에 대해 랜덤화 임상시험을 통한 평가를 거치도록 해야 한다." 또는 "의료전문직업인이 아닌 일반인을 상대로 의료정보를 커뮤니케이션하는 일을 전적으로 의료기기업계에 맡겨두어서는 안 된다." 그리고 "불필요하고 검증이 되지 않은 검진 목적의 의료시술에 대한 비용은 보험자나 이용자 이외의 소비자가 부담하게 해서는 안 된다." 등이 있을 수 있다. 그러나 펜턴(Fenton)과 데이어(Deyo, 2003)가 말한 대로, "검진에서 이상 소견을 가진 환자를 만나는 경우, 의사라면 거의 누구나 그 이상소견에 대해 할 수 있는 방법을 다 동원해서 검사해야 한다는 의무감을 느낄 수 있다. 그렇기 때문에 의사가 검사를 일단 더 오더한 경우 보험사 입장에서 어려운 점도 있을 수 있다. 의사가 추적 검사를 오더했을 경우 다른 임상적인 적응증이 아니라, 단지 검진 결과에 따라서만 오더를 한 것인지 자체를 입증할 수 없다는 점이다."

다음으로 결의론자가 거쳐야 할 과정은 사례의 기본적인 구조를 고려하는 것이다. 비싸지만 위험할 수 있는데도 불구하고 랜덤화 임상시험으로 평가를 받지 않은 새로운 의료시술의 도입과 관련된 이전 사례나 내러티브에 견주어서 이 과정을 진행하면 된다. 이때 적절한 행위가 분명하게 드러나는 명료하고도 전범이 될 만한 사례를 강조할 수 있을 것이다.

그런 다음 결의론자는 해당 사례에 대한 주장을 피력하면 된다. 이 사례에서라면 "의료전문직업인이나 의학단체 및 보건기관들은 전신방사선스캔의 위험과 이익이 불확실하다는 점을 들어 소비자들에게 경고 메시지를 전달함으로써 현재 건강하고 특별한 증상이 없는 사람에게 일상적으로 사용하는 것을 억제하여야 한다."라고 주장할 수 있을 것이다. 위드(Weed, 1996)가 설명했듯이 "이 주장은 본질적으로 결의론을 가지고 분석한 한 개인의 판단이다. 그러므로 더 일반적인 개념을 가지고 이 주장을 뒷받침할 필요가 있다. 이때 더 일반적인 개념으로 동원할만한 것은 선행의 원칙의 적용범위 내에서 확인한 위험과 이익의 비중을 견주어 보기 같은 것이 있다."

위의 사례분석에서 알 수 있듯이 결의론은 특정 사례에 대해 우리가 직관적으로 이해한 내용이 전통이나 관행에서 유래한다는 설명을 제공할 수 있다는 이점이 있다. 또한, 우리의 도덕적 이해가 어떻게 습득되는가에 대한 흥미로운 설명이 될 수 있다(DeGrazia, 1992). 하지만 결의론은 윤리적 갈등상황이 포함된 사례에서 직관적인 판단에 지나치게 의존한다는 비판을 받기도 했다. 이외에 구체적인 특정 사례에 지나치게 의존함으로써 전체적인 윤리적 쟁점을 놓칠 우려가 있다는 단점이 있다(DeGrazia, 1992). 따라서 도덕추론에 따르는 이점과 단점을 면밀히 고려해보는 과정이 보건윤리를 종합적으로 학습하는 과정에 포함되어 있어야 한다.

도덕규칙과 도덕이상

원칙기반 접근이나 유비적 접근의 중요한 대안으로 Bernard Gert (1988)가 제안한 도덕이론이 있다. Gert는 보편적이지는 않지만 많은 도덕판단에서 대략적으로 의견일치가 이루어짐에도 불구하고 현대의 윤리학이 지나치게 어려운 사례에 주목한다고 비판한다. 도덕에 대한 포괄적인 이론이 있다면 하나의 공적인 체계(public system)로서 많은 도덕판단의 주요 특징을 다 포착하는 것이어야 할 것이다. 이를테면, 악을 지지하는 것은 불합리하며, 합리성은 근본적으로 규범적 개념이라는 주장이 그런 것이다. 마찬가지로 해악을 피하는 것은 합리적이다. 다음의 정의를 보자.

- ***합리성과 불합리성***Rationality and Irrationality "불합리하거나 합리적으로 금지된다고 분류된 행위의 본질적인 특징은 그 행위가 자신과 관계있는 누구에게나 결코 옹호할 수 없는 행위라는 것에 모두가 동의할 수 있다는 점이다. 그래서 사람들에게 그런 행위를 항상 피하라고 주장할 것이다..."(Gert, 1988: 19f)
- ***악과 선***Evils and Goods "누구든지 죽음과 통증은 악이라는 데에 동의한다... 통증과 죽음에 대한 욕구는 불합리한 욕구이다. 죽음에 대한 욕구가 불합리한 욕구이고, 죽음과 통증은 악이기 때문에 불합리한 욕구와 악의 대상 사이에는 긴밀한 관계가 있다는 주장은 개연성이 있다... 나는 악을 불합리한 욕구의 대상이라고 규정하는 일의 이점을 입증해보겠다."(p.48)

  "악의 부재야말로 합리적인 사람이라면 누구나 욕구를 가질 것이 분명하고 특별한 가치이다. 그리고 합리적인 사람이라면 이유 없이 피하지 않을 것도 많이 있다. 그러므로 선이란 합리적인 사람이 이유 없이 피하려고 하지 않을 어떤 것이라고 규정할 수 있다."(p.50)
- ***도덕규칙***Moral Rules "...가장 중요한 혹은 기본적인 도덕규칙은 다른 종류의 규칙과 구별되는 일련의 특성을 공유한다... 이 특성 때문에 이 규칙이 모든 합리적인 사람에게 적용되는 일반체계의 핵심을 구성할 수 있다. 따라서 불편부당한 모든 사람은 이 체계의 채택을 지지할 것이다."(p.62) 10가지의 도덕규칙은 다음과 같다: 사람을 죽이지 말라, 통증을 일으키지 말라, 불구가 되게 하지 말라, 자유를 빼앗지 말라, 쾌락을 빼앗지 말라, 고의로 사실을 감추지 말라, 약속을 지키라, 속여서 이익을 취하지 말라, 법을 준수하라, 자신의 의무를 수행하라.

- **도덕이상***Moral Ideals* "가장 중요한 도덕적 이상은 죽음, 통증과 장애 등의 악을 최소화하는 것과 직접 관계가 있다..."(p.161) "불편부당한 사람이 공개적으로 허용하는 한, 세계에서 이런 악의 양을 줄이려는 행위는 도덕적 이상이 격려한다."(p.178)

이런 정의로부터 다음과 같이 설명할 수 있다. 도덕규칙은 사례로부터 도덕적으로 두드러지는 중요한 특징을 말해주는데, 이것이 도덕판단에 필요하다. 주어진 상황에서 옳은 일은 합리적인 사람이 공개적으로 그 행위를 지지할 수 있는가에 의해 부분적으로 판가름된다. 다음 사례에서 Gert의 이론 체계를 설명해 본다.

세 번째 사례기술

연구자들은 일련의 환자들로부터 통상적인 방법으로 수집해서 조직은행에 저장한 혈액과 조직 표본들을 검사해서 *BRCA1*이라는 유방암의 유전적 표지자의 유병률을 연구하고자 한다. 그리고 그들은 또한 표본을 제공한 개인들을 전향적으로 추적해서 구체적인 사인과 연관성을 살펴보고자 한다. 각 조직 표본은 개인 식별 인자(사회보장번호 또는 주민등록번호나 환자등록번호와 검사에서 얻은 정보를 연계시켜야 할 필요가 있음을 의미한다. 모든 환자에게서 동의서를 얻어내는 일이 불가능하지는 않아도 다소 어려울 것이다. 설령 쉽다 하더라도 자신의 혈액과 조직을 검사하는 것을 원치 않는 환자가 많을 것이다. 연구자들은 과학적 발표물에서 집단전체에 대한 정보를 제외하고는 누구에게도 검사결과를 누설할 의도가 없기 때문에, 혈액과 조직을 얻었던 개인들에게 알리지 않더라도 검사를 수행할 수 있도록 당연히 허가를 받을 수 있어야 한다고 주장한다.

도덕규칙에 기반한 분석의 예

환자들에게 검사에 대해 알리지 않는 것은 그들을 속이는 일이다. 왜냐하면 그들에게서 혈액과 조직표본을 얻을 당시, 검사에 대해서 밝히지 않았기 때문이다. 거짓말하기와 마찬가지로 침묵도 기만이 될 수 있다. 이는 타인에게 잘못된 믿음을 만들어내거나 혹은 잘못된 믿음이 생길 수 있는 상황을 허용하기 때문이다.

물론, "속이지 말라"는 규칙은 도덕규칙 중 하나일 뿐 전부는 아니다. 이때 도덕규칙이라는 말은 합리적이고 불편부당한 사람이라면 그 규칙에 따를 것을 공개적으로 지지할 수 있다는 뜻이다. 속이는 것이 도덕적으로 허용 가능한 상황도 분명히 있을 수 있다. 그런 상황에서는 불편부당하고 합리적으로 사람을 속이는 행위를 공개적으로 옹호할 수 있다(유괴범에게 그가 납치하려고 하는 사람이 어디에 있는지 물었을 때 대답을 회피하거나 거짓말하는 것을 상상해보라). 그러므로 경우에 따라서는 기만에 대한 공개적인 지지가 이익을 생산하고 위해를 줄일 경우에 허용가능할 것이다. 그러나 기만은 신뢰를 차츰 침식할 수 있어 장기적으로는 해악을 증가시킨다. 다시 말하면 규칙을 어기는 것이 가끔 허용되는 것은 사실이지만, 그런 상황 자체는 드물고 그때 역시 추가적인 정당화를 요구한다.

그러면 이제 사례의 연구자들이 주장할 수 있는 내용은 *BRCA1* 표지자의 유병률과 병인론적 역할에 대한 지식을 얻어낸다면 사회에 이익을 준다는 점에서 의미가 있다는 것이다. 그런데 이것으로 기만을 정당화하기에 충분한가? 살펴보면, 그렇지 않은 것으로 보인다. 대다수의 합리적인 사람은 임상적 진단을 위해 제공된 조직표본이 나중에 다른 목적으로 사용된다는 사실을 알고 싶을 것이다. 그리고 사람에 따라서는 나중에 하는 유전학적 검사의 결과도 알고자 한다. 그러나 물론 결과를 알고 싶어 하지 않는다고 불합리하지는 않다. 둘 중 어느 쪽인지는 환자에게 묻지 않고는 넘겨짚을 수가 없다. 그러나 환자들에게 묻는 일이야말로 연구자들이 꺼리는 일이다. 즉, 합리적이고 불편부당한 사람이라면 자신의 것으로 밝혀진 조직표본을 사전 동의 없이 검사하는 일을 공개적으로 지지할 것이라고 상상하기 어렵다는 것이다. 따라서 그런 식의 검사는 비윤리적이다(Gert et al., 1996).

보건 분야의 윤리적 의사결정을 위한 실용적인 절차

보건 분야의 윤리적 의사결정은 윤리적 갈등 상황이나 윤리적 불확실성이 내재한 상황을 인지하고 분석하는 데에 주된 목적이 있다. 이 분야에서는 관련 당사자들의 권리와 책임, 이해관계에 대해서 윤리적 갈등 또는 윤리적 의견불일치 문제가 흔히 발생한다. 윤리학설마다 어떤 점을 부각시키고 있는지 고려하는 것도 물론 좋지만, 이론적이지 않고 실용적인 분석도 윤리적 사례의 확인과 분석에 도움이 될 수 있다.

실용적인 접근의 구체적인 절차는 (1) 사실관계에 대한 가용한 정보의 검토(예: 결정을 내리기 전에 확인이 되어야 할 사항 중에서 안 된 내용은 없는가, 새로운 정보를 확인할 방법은 무엇인가 등), (2) 사안과 관련해서 제기되는 윤리적 쟁점 또는 문제의 확인(예: 결정할 사항이 무엇이고 누가 결정할 것인가, 이 사안에서 제기되는 윤리적 문제가 무엇인가 등), (3) 이해관계가 얽힌 가치의 확인 및 관련 이해관계 당사자 확인(예: 결정으로 영향을 입을 수 있는 당사자들은 누구인가, 또 어떤 영향을 얼마나 입게 될 것인가 등), 그리고 (4) 가능한 행동 대안들의 확인이다(Bulger, Heitman, and Reiser 2002; ASPH 2003).

윤리적 의견불일치의 문제를 해결할 때에는 추가로 사실을 확인해서 논란의 중심이 되는 사태를 확인하는 방법이나 이해가 얽힌 당사자들이 사용하는 언어를 보다 명료하게 규정하는 방법도 도움이 된다(Beauchamp, 1996). 사실관계에 대한 의견 차이는 객관적 자료에 호소하는 방법으로 해소되는 경우가 많다. 이외에도 윤리적 논란을 해결하는 방법에는 사례나 반증사례를 활용하는 방법과 차이가 나는 의견에 내포된 논변의 불충분성이나 격차, 오류 등을 드러내는 방법이 있다. 추가적으로, 논란 당사자들에게 새로운 정책이나 강령을 채택하도록하여 해소하는 방법도 있다. 예를 들면, 역학자들을 위한 윤리지침이 있다(Beauchamp, 1996). 이와 같이 전문직 윤리 규범이나 임상 또는 실천의 표준, 보건법 등이 요구하는 것이 무엇인지를 고려하는 것이 유용하다.

이상의 과정을 거친 다음, (5) 이러한 분석을 통해 지지된 최선의 대안을 선택하고, 이에 따라 조치를 취한 후에 이로 인해 발생한 결과를 평가한다(Bulger et al., 2002). 이때에는 결정을 내린 과정을 검토하는 일도 유익하다. 예를 들면, 보건정책 결정을 위해 그 과정에서 필수적으로 지역사회의 자문이나 지역사회의 참여가 요구되는 경우가 있다.

요약과 결론

어떤 도덕추론의 방법 혹은 방법들을 판단에 활용해야 하는가의 문제는 이론적인 고려사항은 물론, 보건 분야에서 일어나는 윤리적인 문제의 실제 사례들에 대한 실용성과 적용가능성을 고려해서 판단한다. 생명윤리의 다양한 접근에 대한 대부분의 논의와 논란은 의학과 간호학, 심리학의 실제 임상실천에 초점을 맞추고 있다. 그런데 보건윤리에서 과연 어떤 접근이나 방법이 가장 적합한지는 아직 분명하지 않다. 여기서 개략적으로 소개한 세 가지 방법이 보건윤리적인 이슈의 분석에 활용가능하다는 점을 밝혀둔다. 적어도 원칙적으로는 그렇다. 포괄적 · 철학적 검토를 통해서 보건 분야에서 특이하게 발생하는 문제와 도전에 대한 다양한 방법을 검증할 필요가 있다.

보건전문가들도 윤리학적인 용어들과 개념, 주요 드덕적 전통에 대한 기본적인 이해는 갖추고 있어야 한다. 칸트의 윤리이론과 공리주의 이론 사이의 긴장은 보건에서 친숙한 이슈 중 하나다. 그럼에도 불구하고 Beauchamp(1996)의 지적에 의하면, 보건윤리 문제에 대해 판단의 원천으로서의 도덕철학과 윤리이론의 한계를 지적하는 관점도 필요하다.

사례분석으로서 이 책에 포함된 것은 보건연구와 실천 속에서의 윤리적 개념을 분명히 하는 유용한 도구가 될 것이다. Brody(1990)가 말한 대로, "지금까지 충분하게 논의되지 않았던 문제의 중요성을 드러내는 데 필요한 것이 사례연구이다. 이슈의 중요성을 부각시키고 심화된 논의의 필요를 드러내는 것이 사례연구의 의미와 가치이다." 더욱이 좋은 사례발표는 사례의 특수한 조건 안에서 서로 다른 윤리적 물음이 상호작용하는 방식을 알려준다. 이런 식으로 사례연구는 자칫 무시되고 소홀히 여겨졌을 실제적인 윤리적 물음에 주목하게 하는 것이다.

우리는 가설적 혹은 허구적인 예보다는 이 책에 실린 '실제 현장의' 윤리적 사례연구를 선호하긴 하지만, 틀림없이 우리 역시 이야기를 구성하고 해석함에 있어서 우리들 자신의 미묘한 편견과 입장이 포함되어 있을 것이다. Chambers(1996)가 설명하는 대로 "실제 현장 상황에서 얻은 자료를 제시하는 윤리학자는 반드시 이야기 속에 사건들을 제시하여야 한다." 즉, 이야기를 구성하여야 한다. 이야기를 한다는 것에는 언제나(실제든 상상이든) 무엇을 드러낼 것인가, 무엇을 더 중시할 것인가, 그리고 무엇을 은폐할 것인가 등 일련의 선택을 거치게 된다. 기교가 전혀 없는 이야기는 없다. 모든 이야기는 윤리적인 사례연구를 포함하고, 특수한 목적을 위해 이야기하는 사람에 의해서 형태 지워진다. 이는 현실에 기반했다고 해도 마찬가지라는 것이 Chambers(1996)의 제언이다.

앞으로 이어지는 장에서는 보건윤리에 대한 심도 있는 물음이 기술되고, 이어서 나오는 연구문제들은 분석, 반성 및 논란이 가능한 영역을 제시할 것이다. 분별 있는 사람들도 개별 사례에 대한 해결책에 대해 의견이 다를 수 있다는 점이 학습하는 사람에게는 흥미로운 배울 점이다. 보건전문가에게 흥미를 끌고 창조적인 사고를 조금이라도 더 하도록 한다면 우리는 목적을 달성하게 된다.

참고자료

American College of Epidemiology (ACE). Ethics Guidelines. *An Epidemiol* (2000):10:487-497. Available at http://www.acepidemiology.org. Accessed July 28, 2006.

Association of Schools of Public Health (ASPH). Ethics and Public Health: Model Curriculum (2003). Available at http://www.asph.org/document.cfm?page=782. Accessed July 28, 2006.

Beauchamp, T.L. The "Four-Principles" Approach. In: Gillon, R., editor, *Principles of Health Care Ethics*. New York: Wiley (1994).

Beauchamp, T. L. Principlism and Its Alleged Competitors. *Kennedy Inst Ethics J* (1995):5:181-188.

Beauchamp, T. L. Moral Foundations. In: Coughlin, S.S., and T.L. Beauchamp, editors, *Ethics and Epidemiology*. New York: Oxford University Press (1996):24-52.

Beauchamp, T. L., and J.F. Childress. *Principles of Biomedical Ethics* (4th ed.). New York: Oxford University Press (1994).

Beauchamp, T. L., and J.F. Childress. *Principles of Biomedical Ethics* (5th ed.). New York: Oxford University Press (2001).

Brody, B.A. Quality of Scholarship in Bioethics. *J Med Phil* (1990):15:161-178.

Bulter, R.F., E. Heitman, and S.J. Reiser, editors. *The Ethical Dimensions of the Biological and Health Sciences* (2nd ed.). New York: Cambridge University Press (2002).

Callahan, D., and B. Jennings. Ethics and Public Health: Forging a Strong Relationship. *Am J Public Health* (2002):92:169-176.

Chambers, T. From the Ethicist's Point Of View. The Literary Nature of Ethical Inquiry. *Hastings Center Rep* (1996):26:25-32.

Childress, J.F., R.R. Faden, R.D. Gaare, et al. Public Health Ethics: Mapping the Terrain. *J Law Med Ethics* (2002):30:170-178.

Coughlin, S.S. *Ethics in Epidemiology and Public Health Practice: Collected Works* (2nd ed.). Washington, D.C.: American Public Health Association (2009).

DeGrazia, D. Moving Forward in Bioethical Theory: Theories,

Cases, and Specified Principlism. *J Med Philos* (1992):17:511-539.

Fenton, J.J., and R.A. Deyo. Patient Self-Referral for Radiologic Screening Tests: Clinical and Ethical Concerns. *J Am Board Fam Pract* (2003):16:494-501.

Gert, B. *Morality: A New Justification of the Moral Rules.* New York: Oxford University Press (1988).

Gert, B., E.M. Berger, G.F. Cahill, K.D. Clouser, C.M. Culver, J.B. Moeschler, and G.H.S. Singer. *Morality and the New Genetics: A Guide for Students and Health Care Providers.* Boston: Jones and Bartlett (1996).

Jonsen, A.R. Casuistry: An Alternative or Complement to Principles? *Kennedy Inst Ethics J* (1995):5:279-251.

Jonsen, A.R., and S.E. Toulmin. *The Abuse of Casuistry.* Berkeley, CA: University of California Press (1988).

Kass, N.E. Public Health Ethics: from Foundations and Frameworks to Justice and Global Public Health. *J Law Med Ethics* (2004):32:232-242.

Last, J. Professional Standards of Conduct for Epidemiologists. In: Coughlin, S.S., and T.L. Beauchamp, editors, *Ethics and Epidemiology.* New York: Oxford University Press (1996):53-75.

Lustig, B.A. The Method of 'Principlism': A Critique of the Critique. *J Med Philos* (1992):17:487-510.

Powers, M., and R. Faden. *Social Justice: The Moral Foundations of Public Health and Health Policy.* New York: Oxford University Press (2006).

Public Health Leadership Society (PHLS). *Principles of the Ethical Practice of Public Health* (2002). Available at http://www.phls.org. Accessed July 28, 2006.

Soskolne, C.L., and A. Ligth. Towards Ethics Guidelines for Environmental Epidemiologists. *Sci Tot Environ* (1996):184:137-147.

Weed, D.L. Epistemology and Ethics in Epidemiology. In: Coughlin, S.S., and T.L. Beauchamp, editors, *Ethics and*

Epidemiology. New York: Oxford University Press (1996):76-94.

추천자료

Arras, J.D. Principles and Particularity: The Role of Cases in Bioethics. *Indiana Law J* (1994):69:983-1014.

Arras, J.D. Getting Down to Cases: The Revival of Casuistry in Bioethics. *J Med Philos* (1991):16:29-51.

Beauchamp, T.L. The Principles Approach. *Hastings Center Rep* (1993):23:S9.

Beauchamp, T.L. Principles and Other Emerging Paradigms in Bioethics. *Indiana Law J* (1994):69:955-971.

Beauchamp, T.L., and L. Walters. Ethical Theory and Bioethics. In: *Contemporary Issues in Bioethics* (4th ed.). Belmont, CA: Wadsworth (1994):1-38.

Beauchamp, T.L. Moral Foundations. In: Coughlin, S.S., T.L. Beauchamp, and D.L. Weed, editors, *Ethics and Epidemiology* (2nd ed.). New York: Oxford University Press (2009).

Brody, H. The Four Principles and Narrative Ethics. In: Gillon, R., editor, *Principles of Health Care Ethics.* New York: Wiley (1994).

Childress, J.F. Ethical Theories, Principles, and Casuistry in Bioethics: An Interpretation and Defense of Principlism. In: Camenisch, P.F., editor, *Religious Methods and Resources in Bioethics.* Boston, MA: Kluwer Academic (1994).

Clouser, K.D. Common Morality as an Alternative to Principlism. *Kennedy Inst Ethics J* (1995):5:219-236.

Clouser, K.D., and B. Gert. A Critique of Principlism. *J Med Philos* (1990):15:219-236.

Clouser, K.D., and B. Gert. Morality vs Principlism. In: Gillon, R., editor, *Principles of Health Care Ethics.* New York: Wiley (1994).

DuBose, E.R., R.P. Hamel, and L.J. O'Connell, editors. *A Matter of Principles? Ferment in U.S. Bioethics.* Valley Forge, PA: Trinity Press

International (1994).

Gert, B. Marking the Morally Relevant Features Explicit: A Response To Carson Strong. *Kennedy Inst Ethics J* (2006):16:59-71.

Green, R.M., B. Gert, and K.D. Clouser. The Method of Public Morality versus the Method of Principlism. *J Med Philos* (1993):18:179-197.

Jonsen, A. Casuistry and Clinical Ethics. *Theoretical Med* (1986):7:67-71.

Jonsen, A. R. Casuistry as Methodology in Clinical Ethics. *Theoretical Med* (1991):12:299-302.

Koppelman, L.M. Case Method and Casuistry: The Problem of Bias. *Theoretical Med* 1994:15:21-37.

Singer, P., editor. *A Companion to Ethics.* Cambridge, MA: Blackwell Publishers (1994).

Soskolne, C.L. Ethical Decision-Making in Epidemiology: The Case Study Approach. *J Clin Epidemiol* (1991):44:(I Suppl):125S-130S.

Soskolne, C.L. Rationalizing Professional Conduct: Ethics in Disease Control. *Public Health Rev* (1991):19:311-321.

Strong, C. Gert's Moral Theory and Its Application to Bioethics Cases. *Kennedy Inst Ethics J* (2006):16:39-58.

Toulmin, S. The Tyranny of Principles. *Hastings Center Rep* (1981):11:31-39.

Weed, D.L., and R.E. McKeown. Epidemiology and Virtue Ethics. *Int J Epidemiol* 1998:(27):343-348.

chapter 2

프라이버시 보호와 기밀유지

Privacy and Confidentiality Protection

무엇을 개인적이고 사적인 정보로 볼 것인가에 대한 일반개념은 시대와 문화에 따라 다소 차이가 있다. 오늘날 많은 사회에서는 개인의 수입, 특정 질병, 성적 습관이나 경향성 등이 민감한 정보에 속한다. 유전학적 테크놀로지의 발달로 조기 질병이나 사망의 전구요인이 될 수 있는 유전자형의 확인이 가능해졌기 때문에 프라이버시와 기밀유지에 대한 염려가 커졌다.

개인이 프라이버시를 존중받거나 정보의 기밀을 유지해주기를 바라는 이유는 많다. 사회에서 낙인이 찍힐 소지가 있는 개인적 특성이나 생활방식, 질병 표지자가 있다는 이유만으로 차별받을까봐 두려워할지도 모른다. 예를 들어, 에이즈 전파의 초기부터 계속 밝혀지고 있는 바, 에이즈 진단이 일자리나 주거지 상실 또는 사회적 추방을 초래할 수 있다. 정신질환도 차별이나 사회적으로 고립되는 결과를 낳을 수 있다. 15장에서 논의하겠지만 유전적 차별 또한 문제이다.

보건연구자들은 전문가 책임을 다해야 하며, 수집한 정보의 기밀을 완벽하게 보호함으로써 연구대상이 되는 개인들의 참여를 확보해야 한다. 개인의 프라이버시와 의료정보의 기밀유지를 확실히 하는 조치들은 다음과 같다. (1) 개인 식별자를 가진 기록들을 보관처에 넣어 잠그고, (2) 정보에의 접근성을 연구팀의 선정된 멤버에게 꼭 필요한 경우로 제한하고, (3) 가능하면 언제든지 데이터 수집 양식과 유지를 컴퓨터 파일로부터 개인식별자를 폐기하고, (4) 연구원들의 오리엔테이션과 연수기간 중 의무기록의 기밀유지의 중요성을 강조하는 교육을 실시하여야 한다. 연구결과 또한 개인의 신분과 기밀 누설을 막기 위해 표나 요약된 형태로만 유포해야 한다.

타당한 연구형식들은 많은 경우(예: 약물역학, 환자결과연구, 건강보험청구자료를 이용한 보건의료서비스 연구 등), 애초에 의료연구를 목적으로 하지 않고 구조화하여 저장해둔 데이터베이스에 들어있는 개인정보를 필요로 한다. 건강보험청구자료를 이용한 연구들로부터 대중이 이익을 얻기 위해 필요한 경우, 자격이 확인된 보건의료연구자들에 의한 프라이버시의 경미한 침해는 허용되는 것으로 간주된다. 이러한 연구의 사회적 이익에는 질병위험 요인의 연관성 확인, 건강보험청구자료를 통한 비용 및 편익 분석, 그리고 의료의 질과 효과성에 관한 연구 등이 있다. 이 연구결과들이 보건의료의 올바른 정책형성에 기여할 수 있다.

연구자들이 대규모 데이터베이스를 사용할 때 초점을 맞추는 것은 연관성에 대한 포괄적인 통계치의 추정과 집단자료의 통계분석이다. 독립적인 심의위원회의 승인과 같은 특별한 보호장치의 도움으로 때로는 연구자들이 자신들의 연구 참여자들로부터 얻은 정보를 질병등록과 같이 외부기관이 보관하는 기록에 연계시키기도 한다.

기밀유지 위반으로 생길 수 있는 위험을 최소화하기 위해서는 기밀 보호규정을 엄격하게 준수해야 한다. 기록이 방대하기 때문에 건강보험청구자료의 데이터베이스에 포함되어 있는 개인들의 인폼드 컨센트를 얻기는 일반적으로 불가능하다.

고성능 컴퓨터의 출현으로 보건에 대한 중요한 정보 제공이 가능해진 연구들은 프라이버시 유출에 특히 민감한 일부 개인들에게 문제가 된다. 보건전문가들은 반대 견해를 가질 수 있는 사람들의 의견과 관점을 존중함과 동시에 대량의 데이터베이스를 사용하는 보건의료연구의 사회적 가치에 대해 국회의원들과 일반 대중에게 알려야 한다. 보건의료연구에 활용하기 위해 대규모 데이터베이스에 접근하는 특권을 부여받은 연구자들은 반드시 정보의 기밀을 엄격하게 보호해야 한다.

프라이버시와 기밀을 보호할 필요성 때문에 생기는 윤리적인 도전은 다음의 사례들을 통해 살펴볼 수 있다.

사례 2a

HIV 감염 위험이 높은 사람들로부터 수집한 정보의 기밀유지와 관련된 윤리적 딜레마

인간면역결핍바이러스(HIV)의 감염위험이 높은 사람들에 대한 역학연구에서 참여자들은 수집한 정보에 관한 기밀유지를 약속받았다. 서약서는 참여자들의 인폼드 컨센트를 얻는 시점에 연구자들이 작성했다. 그 후 시행된 인터뷰에서 참여자들에게 지난 2년간 헌혈을 했는지 여부를 물었다. HIV 항체검사에서 혈청반응 양성으로 나타난 참여자 몇 명은 HIV 항체검사 전 2년 이내에 헌혈 경험이 있는 것으로 드러났다. 기밀 침해와 참여자들에 대한 연구자들의 서약을 위반하지 않으면서 적십자가 기부된 혈액을 폐기했는지 여부를 확인하는 일은 불가능했다.

토론을 위한 질문

1. 기밀유지를 위해 참여자들에 대한 연구시작 당시의 약속을 지키는 문제와 더 이상의 HIV 전염을 예방하기 위해, 이 기증자들의 오염된 혈액을 수혈받은 사람들이 있는지 여부를 결정해야 하는 문제를 어떻게 비교 평가할 것인가?
2. 연구자들은 연구 참여자들의 인폼드 컨센트를 얻기 전에 이러한 딜레마를 예상해야 할 책임이 있는가?

참고자료

Gordis, L. Ethical and professional issues in the changing practice of epidemiology. J Clin Epidemiol(1991):. 44, (I, Suppl): 9S-13S.

사례 2b

의무기록접근을 통제하는 주(州) 프라이버시 보호법이 역학연구에 장벽이 되는 경우

의무기록의 기밀을 보호하는 연방정부 규제와 주(州) 법들과 이 규정들에 대한 기관임상시험심의위원회(IRBs)의 해석이 때때로 병원기반 연구를 합법적으로 수행하는 데에 장벽이 된다. 루이지애나 주의 예를 보면, 주(州) 프라이버시 보호법의 엄격한 적용으로 우선 개별 환자들로부터 동의를 받지 않고서는 의무기록에 역학자들이 접근하지 못한다. 오직 암 등록부와 통계치를 바탕으로 한 연구만 면제된다.

한 가지 사례로, 뉴올리언스의 한 IRB의 방침에 따라 연구자들은 환자의 주치의가 우선 서명을 하고나서 환자들에게 보내는 편지를 통해 연구에 대한 내용을 알리고, 만일 환자가 그 연구에 참여하기 원할 경우, 어떻게 연구자에게 연락할지 알리는 연구계획서를 채택하도록 하고 있다. 이런 규정의 의도는 의무기록의 공개에 대한 프라이버시 보호법을 빠져나가거나 동의 없이 의무기록에 접근한 연구자들에게 격노한 환자들의 소송제기를 예방하기 위함이다. 그런데 이런 요구를 연구자들에게 한다고 해도 현행 보호장치가 제공하는 수준 이상의 환자 프라이버시 보호에 기여하지를 못하는 데다가, 연구기준에 적합한 환자사례를 확인할 목적으로 연구자들이 이미 환자들의 의무기록을 조회했을 가능성을 환자들이 모르게 할 뿐만 아니라 응답률을 감소시켜서 연구의 과학적 타당성을 떨어뜨릴 수 있다.

토론을 위한 질문

1. 프라이버시에 대한 환자들의 권리를 존중할 필요와 의무기록 접근에 대한 연구자들의 필요를 어떻게 비교할 것인가?
2. 연구자들이 환자의 의무기록 조회 전에 환자의 동의를 얻어야 한다는 요구를 우회할 수 있는 것은 어떤 여건에서 가능한 일인가?
3. 연구자들은 병원기반 연구에서 수집한 건강정보의 기밀을 보호하기 위해 어떤 절차를 밟아야 하는가?

사례 2c

제3자에게 암 등록 데이터 유포

일리노이 주 테일러빌 소재의 석탄 가스화 공장 내의 지하 탱크가 부분적으로 파기되어 그 속에 들어있던 석탄 타르가 지역사회에 살고 있는 수많은 아이들에게 신경아세포종을 유발시켰다는 논란이 생겼다. 아이들과 부모들은 일리노이 중앙공공서비스회사라는 이 가스회사와 엔지니어링 회사 한 곳을 상대로 고소를 했다. 1992년 일리노이 주 보건부는 "역학과와 환경보건과의 서류들을 법원에 제출하라"는 소환장을 받았다. 일리노이 주 보건부의 관리자는 1993년 부서의 신경아세포종 데이터와 관련해서 모든 서류를 요구하는 소환장을 받았다.

보건부의 관리자와 직원들은 해당 서류가 엄중하게 보관해야 하는 서류이며, 이 자료의 기밀유지가 보건에 필수적이라고 대응하였다. 지역사회 주민의 보건에 대한 자료의 기밀이 잘 유지되고 있다는 공중의 신뢰가 정보의 유용성을 보호하는 데에 필수불가결하다는 답변이었다.

재판소에서는 보건부에 암환자 개개인의 암의 유형, 진단 일자와 우편번호를 기재한 암 등록 데이터를 제시할 것을 지시하였다. 보건부는 우편번호를 카운티로 대신하는 것을 제안했으나 법원이 기각하였다. 주와 보건부는 "일리노이 주는 작은 지역사회들로 구성되어 있는데 지역사회마다 우체국이 있다. 절반 이상의 시와 마을의 주민이 1,000명도 안 된다... (요청한 정보를 공개하면)특정한 암에 걸린 사람이 누군지 정확히 알아맞힐 수 있을 정도이다.

토론을 위한 질문

1. 상고법정에서 기밀유지 문제가 해결되도록 돕기 위해서 우리가 알고 있어야 하는 규칙은 무엇인가?
2. 기밀을 유지해야 하는 책임과 신경아세포종 환자의 보상받을 권리를 어떻게 비교해야 하는가?

참고자료

May v. Central Inninois Public Service Co., 633 N.E.2d 97 (Ill. App.), *pet. for appeal denied,* 642 N.E.2d 1284 (Ill. 1984).

추천자료

Annas, G.J. Privacy Rules for DNA Databanks: Protecting Coded 'Future Diaries'. *JAMA* (1993):270:2346-2350.

Applebaum, P.S., L.H. Roth, and T. Detre. Researchers' Access to Patient Records: An Analysis of the Ethical Problems. *Clin Res* (1984):32:399-403.

Baker, R.C., K. Shiels, R. Stevenson, et al. What Proportion of Patients Refuse Consent to Data Collection From Their Records for Research Purposes? *Br J Gen Pract* (2000):50:655-656.

Bayer, R., C. Levine, and T.H. Murray. Guidelines for Confidentiality in Research on AIDS. *IRB* (1984):6:1-7.

Centers for Disease Control and Prevention. HIPAA Privacy Rule and Public Health. Guidance from CDC and the U.S. Department of Health and Human Services. *MMWR* 2003:(52):1-12.

Clayton, E.W. Privacy and Confidentiality in Epidemiology: Special Challenges of Using Information Obtained without Informed Consent. In: Coughlin, S.S., T.L. Beauchamp, and

D.L. Weed, editors, *Ethics and Epidemiology* (2nd ed.). New York: Oxford University Press (2009):84-99.

Clarke, E.A., G. Darlington, E.J. Holowaty, et al. Confidentiality and Research. *Can Med Assoc J* (1993):149:792-793.

Coughlin, S.S., G.G. Clutter, and M. Hutton. Ethics in Cancer Registries. *J Registry Manag* (1999):5-10.

Curran, W.J. The Privacy Protection Report and Epidemiological Research. *Am J Public Health* (1978):68:173.

Curran, W.J. Protecting Confidentiality in Epidemiologic Investigations by the Centers for Disease Control. *N Engl J Med* (1986):314:1027-1028.

Feinleib, M. The Epidemiologist's Responsiblities to Study Participants. *J Clin Epidemiol* (1991):44(I Suppl):73S-79S.

Goodman, K.W., editor. *Ethics, Computing, and Medicine: Informatics and the Transformation of Health Care.* New York: Cambridge University Press (1998).

Gordis, L., and E. Gold. Privacy, Confidentiality, and the Use of Medical Records in Research. *Science* (1980):207:153-156.

Gordis, L., E. Gold, and R. Seltser. Privacy Protection in Epidemiologic and Medical Research: A Challenge and a Responsibility. *Am J Epidemiol* (1977):105:163-168.

Gold, E. Confidentiality and Privacy Protection in Epidemiologic Research. In: Coughlin S.S., and T.L. Beauchamp, editors, *Ethics and Epidemiology.* New York: Oxford University Press (1996):128-141.

Gostin, L., J. Turek-Brezina, M. Powers, et al. Privacy and Security of Personal Information in a New Health Care System. *JAMA* (1993):270:2487-2493.

Gostin, L.O. Health Information: Reconciling Personal Privacy with the Public Good of Human Health. *Health Care Anal* (2001):9:321-335.

Gostin, L.O., J.G. Hodge, and R.O. Valdiserri. Informational Privacy and the Public's Health: The Model State Public

Health Privacy Act. *Am J Public Health* (2001):91:1388-1392.

Hodge, J.G., Jr., and L.O. Gostin. Confidentiality. In: Emanuel, E.J., C. Grady, R.A. Crouch, et al., editors, *The Oxford Textbook of Clinical Research Ethics*. New York: Oxford University Press (2008).

Holder, A.R. The Biomedical Researcher and Subpoenas: Judicial Protection of Confidential Medical Data. *Am J Law Med* (1986):12:405-421.

James, R.C. Data Protection and Epidemiologic Research. *Sci Tot Environ* (1996):184:25-32.

Kelsey, J.L. Privacy and Confidentiality in Epidemiological Research Involving Patients. *IRB* (1981):3:1-4.

Lako, C.J. Privacy Protection and Population-Based Health Research. *Soc Sci Med* (1986):23:293-295.

Marwick, C. Epidemiologists Strive to Maintain Confidentiality of Some Health Data. *JAMA* (1984):252:2377-2383.

McCarthy, C.R., and J.P. Porter. Confidentiality: The Protection of Personal Data in Epidemiological and Clinical Research Trials. *Law Med Health Care* (1991):19:238-241.

Nehls, G.J., C.G. Hayes, and W.C. Nelson. Confidentiality and Freedom of Information for Epidemiological Data in Governmental Research. *Environ Res* (1981):25:160-166.

O'Brien, D.G., and W.A. Yasnoff. Privacy, Confidentiality, and Security in Information Systems of State Health Agencies. *Am J Prev Med* (1999):16:351-358.

Privacy Protection Study Commission. *Personal Privacy in an Information Society*. Washington, D.C.:Government Printing Office (1977).

Robling, M.R., K. Hood, H. Houston, et al. Public Attitudes Towards the Use of Primary Care Patient Record Data in Medical Research without Consent: A Qualitative Study. *J Med Ethics* (2004):30:104-109.

Torres, C.G., M.E. Turner, J.R. Harkess, et al. Security Measures for AIDS and HIV. *Am J Public Health* (1991):81:210-211.

Wallace, R.J. Privacy and the Use of Data in Epidemiology. In: Beauchamp, T.L., R.R. Faden, R.J. Wallace, and L. Walters, editors, *Ethical Issues in Social Science Research*. Baltimore: The Johns Hopkins University Press (1982).

Westrin, C.G., and T. Nilstun. The Ethics of Data Utilization: A Comparison Between Epidemiology and Journalism. *BMJ* (1994):308:522-523.

Willison, D.J., K. Keshavjee, K. Nair, et al. Patients' Consent Preferences for Research Uses of Information in Electronic Medical Records: Interview and Survey Data. *BMJ* (2003):326:373.

Willison, D. Privacy and the Secondary Use of Data for Health Research: Experience in Canada and Suggested Directions Forward. *J Health Services Res Policy* (2003):8(1 Suppl):S1:17-23.

Wynia, M.K., S.S. Coughlin, S. Alpert, et al. Shared Expectations for Protection of Identifiable Health Care Information: Report of a National Consensus Process. *J Gen Intern Med* (2001):16:100-111.

chapter 3

보건연구에서의 인폼드 컨센트[1)]

Informed Consent in Public Health Research

정보에 입각한 또는 타당한 동의는 뉘른베르크에서 나치 의사들의 공판 이후 생명의료윤리의 중심이 되었다(Faden & Beauchamp, 1986). 보건의료전문가와 연구자 대상의 모든 전문직 윤리규정에는 어떤 치료적 개입이나 연구 참여 전에 환자와 연구 참여자의 동의를 얻어야 한다고 명시하고 있다. 에이즈 전염과 같은 계속되는 보건문제가 인폼드 컨센트와 관련된 많은 중요한 이슈를 제기하는데 이를테면, 연구 참여자에게 제공된 정보가 적절한 것인가 혹은 환자 또는 연구 참여자에게 알리지 않고 HIV 항체검사를 하는 것이 허용되는가 등이다.

인폼드 컨센트 규정은 환자와 연구 참여자가 자유로운 선택을 할 수 있도록 보장하고 보건의료전문가들이 환자와의 상호작용에서 책임감 있게 행동하는 것을 권장하고자 한다. 또한 해당기관에 대해서는 치료나 시술의 진행에 대한 법적으로 유효한 권한을 제공한다. 최근에는 연구자의 정보노출 의무 뿐만 아니라 환자나 연구 참여자의 이해와

---

1) 'informed consent'를 직접 한글표기한 것인데, 이는 consent based on information을 줄인 것으로 "충분한 정보에 기초한 동의" 또는 "고지된 승낙"으로도 불린다는 점을 밝혀둔다.

동의와 같은 질적인 면에도 관심이 모아지고 있다.

인폼드 컨센트의 5가지 요소는 능력(competence), 정보공개(disclosure), 이해(understanding), 자발성(voluntariness), 동의(consent)이다. Beauchamp과 Childress(1994)가 설명했듯이 "의사결정능력이 있는 사람에게 철저하게 정보를 제공받고 그 정보를 이해해서 자발적으로 치료나 연구에 동의를 하면, 연구나 치료에 대해 인폼드 컨센트를 한 것이 된다." 이 5가지 요소로 정의하는 것이 의료과오법에서 유래한 초기 정보공개의 정의보다 낫다.

연구자의 의무는 환자나 개인이 개입이나 치료적 술식을 제안받고 동의 여부를 정할 때, 보통 중요하게 생각하는 사실을 제시하고 치료에 대한 설명을 제공하는 것이다. 연구와 임상시험의 경우, 연구목적, 과학적인 방법과 절차, 예상되는 위험과 이익, 예상되는 불편과 참여를 거부할 권리와 어떤 불이익도 없이 연구참여를 철회할 권리 등에 대한 정보가 제공되어야 한다.

실험적인 치료법의 임상시험에 등록한 환자들에게 제공한 정보가 충분하기 위해서는 잠재적인 위험과 이익에 관한 연구 참여자들의 이해능력에 대한 엄격한 관리가 있어야 한다. 비평가들은 이런 임상시험에서 설명동의서가 과학 논문 스타일로 되어있어 대학졸업자의 독해수준은 되어야 이해할 수 있다는 것이 문제라고 지적한다(Cooper et al., 2004).

미국과 유럽의 연구자들이 개발국에서 진행하는 연구에서 참여자의 동의를 얻는 규정이 타당한가에 대해서도 14장에서 토론과 공방이 계속되고 있다. 예를 들어, 아프리카와 아시아, 남미의 HIV 백신의 랜덤화 임상시험[2)]에서 단지 남성 가장이나 지역사회의 남성지도자에 국한하지 말고 참여자 개개인에게 인폼드 컨센트를 받아야 한다.

환자와 연구 참여자가 모른 채 동의 없이 시행되는 HIV 항체나 혈청 표지자를 검사한 사례가 논쟁을 일으켰다. 윤리적인 고려와 법적 보호를 위해서는 보건의료인이나 다른 제3자의 복지가 문제가 되는 상황에서라도 HIV 항체 검사 전에 환자에게 인폼드 컨센트를 받아야 한다. 미국과 다른 몇몇 나라에서 진행되고 있는 대단위의 "집단혈청검사"에서 익명으로 하면서 개인식별자와 데이터가 연계되지 않는 HIV 항체검사는 중요한 예외이다.

보건연구에서의 인폼드 컨센트를 둘러싼 이런 많은 이슈들에 대해서는 이 장에서 제공되는 사례연구들을 통해 살펴볼 수 있다.

참고자료

Beauchamp, T.L., and J.F. Childress. *Principles of Biomedical Ethics* (4th ed.). New York: Oxford University Press (1994).

Cooper, S.P., E. Heitman, E.E. Fox, et al. Ethical Issues in Conducting Migrant Farmworker Studies. *J Immigrant Health* (2004):6:29-39.

Faden, R.R., and T.L. Beauchamp. *A History and Theory of Informed Consent*. New York: Oxford University Press (1986).

2) 'randomized controlled trial'은 확률화(할당) 임상시험이나 랜덤화 임상시험 혹은 무작위할당 임상시험으로 번역되고 있다. 대조군과 시험군이 있어야 하고 각 군에 시험대상자가 랜덤화 할당되어 있어야 한다.

사례 3a

파나마 어린이 대상 HTLV-II의 혈청역학연구에서 인폼드 컨센트의 타당성

연구자들은 1991년 2~12세의 파나마 어린이 760명을 대상으로 한 HTLV-II(human T-cell lymphotrophic virus Type II) 항체에 대한 집단조사에서 얻어진 냉동 혈청을 검사하고자 했다. 혈액은행에 저장된 혈청은 인디언이 거주하는 파나마 13개의 본토와 섬에서 수행하는 *Toxoplasma gondii*에 관한 초기 역학연구의 일부로 얻은 것이다. 애초에 혈청을 수집할 때에는 HTLV-II 검사를 할 것을 예상하지 못했다.

HTLV-II 역학에 대한 연구가 필요하다(Coughlin, 1998). 미국 뉴멕시코 주와 플로리다 주, 브라질의 아메리칸 인디언들에서 HTLV-II 감염의 Endemic foci가 보고되었다. 또한 파나마의 한 인디언 집단(조사대상 어린이들과 반대편에 거주)에서도 높은 HTLV-II 혈청유병률(seroprevalence)이 발견되었다. 미국에서 HTLV-II 감염은 주사용 마약 사용자들 사이에 흔하다. HTLV-II는 cellular blood product에 노출되거나 성접촉으로 감염될 수 있다(Hjelle, 1991). 주사용 마약 사용자들 사이에서 HTLV-II 감염의 전염성이 높은 것이 오염된 바늘의 공유 때문인 것으로 추정된다. 모유수유 여부에 따른 산모와 아이 사이의 HTLV-II의 수직감염 증거는 제한적이다.

HTLV-II 감염과 관련된 위험성은 정의가 모호하다. HTLV-II는 HCL[모양(毛樣)세포 백혈병, hairy cell leukemia] 환자의 변형된 T세포와 T세포 림프계증식질환과 B세포 HCL 환자로부터 분리한 것이다. 그러나 HTLV-II 감염은 대부분의 HCL 환자에게서는 볼 수 없다. 하지만 격리된 재생 불량성 빈혈환자와 전림프구성 백혈병 환자에게서 HTLV-II 감염이 보고되었다. 어떠한 악성 종양이나 다른 질병도 HTLV-II 감염과 일관되고 확실하게 연관성을 보인 적은 없었다.

토론을 위한 질문

1. 1991년 연구에서 수집하고 저장해둔 혈청으로 HTLV-II 검사를 한다면, 각 연구 참여자의 어머니에게 미성년자인 자녀를 위해 대리 인폼드 컨센트를 제공할 권리를 주어야 할 것인가?
2. 정보제공 후에 동의를 제대로 얻은 것인지 확실히 하려면, 참여자들에게 어떤 정보를 제공하여야 하는가?
3. 인폼드 컨센트의 몇 가지 추가적인 양식에 동의를 구하기 위해서 참여자와 만나는 것이 불가능하다면, 보관된 냉동 혈청을 가지고 혈청유병률 연구를 하는 것이 윤리적인가?
4. 인디언 공동체의 대표는 연구가 진행 중이라는 통보를 받아야 하는가? 참여자(또는 그들의 부모)에게 검사 결과를 알리는 데 있어서 연구자들은 어떤 의무를 가지고 있는가?
5. 발생 가능한 차별이나 다른 역효과로부터 개인 참여자들과 인디언 공동체 전체를 보호하기 위해 연구자들은 어떤 사전주의를 하여야 하는가?

참고자료

Coughlin, S.S. HTLV-I/II. In: *Encyclopedia of AIDS. A Social, Political, Cultural, and Scientific Record of the Epidemic*. Chicago: Fitzroy Dearborn Publishers, 1998.

Hjelle, B. Human T-Cell Leukemia/Lymphoma Viruses. Life Cycle, Pathogenicity, Epidemiology, and Diagnosis. *Arch Pathol Lab Med* (1991):115:440-450.

사례 3b

도심부 클리닉의 소수 인종 환자들의 코카인 사용에 대한 연구에서 의도적인 정보 비공개

도심의 클리닉에 내원하는 아프리카계 미국인 저소득층 환자들을 대상으로 한 코카인 사용의 유병률 연구를 둘러싼 논쟁이 불거졌다. 임상시험심의위원회가 승인한 이 연구의 주요 목적은 이 인구집단에서 코카인 사용에 대한 자기보고 자료의 타당성을 판정하려는 것이었다(McNagy, 1992)

연구자들은 클리닉 환자들에게 10달러씩을 지급하면서 성감염성 질환(STDs) 연구에 참여할 것을 요청하였다. STDs 연구 참여자의 인폼드 컨센트는 얻었지만, 비공개로 진행하는 코카인 사용 유병률과 코카인 사용에 대한 자기보고 자료의 타당성에 대한 연구는 아니었다. 참여자들은 자신들의 소변이 STDs 검사에 사용될 것이라는 말을 듣긴 했지만 코카인 대사산물 검사에도 사용된다는 것은 몰랐다.

연구에 적격인 환자들의 응답률은 82%였다. 참여자들의 평균 나이는 30세 정도였다. 92% 정도가 아프리카계 미국인이었고, 89%는 보험 미가입자였다. 남성 참여자 중 39%(415명 중 162명)가 소변에서 코카인 주요 대사산물에 양성반응을 보였다. 그러나 소변검사에서 양성인 사람들의 72%는 최근 어떠한 불법적인 약물 사용도 없었다고 부인하였다.

토론을 위한 질문

1. 코카인 사용과 자기보고 자료의 신뢰도에 대한 정확한 정보를 얻기 위한 이 연구에서 연구자들이 직면한 윤리적 도전은 무엇인

가? 만약 그들이 연구 목적을 다 알았다면, 수많은 잠재적 참여자들이 연구 참여 요청에 어떻게 응답했을까?

2. 이 연구가 불법적인 약물 사용을 다루었다는 사실은 이 사례에 대한 윤리적인 분석과 어떤 관계가 있는가?
3. 만약 비공개가 허용가능한 조건이 있다면, 어떤 조건하에 연구에서의 정보의 의도적인 비공개가 허용되는가?
4. 참여자의 인폼드 컨센트를 받을 때 일반적으로 잠재적 참여자에게 공개해야 하는 정보의 종류는 무엇인가?

참고자료

Beauchamp, T.L., and J.F. Childress. *Principles of Biomedical Ethics* (4th ed.). New York: Oxford University Press (1994).

McNagy, S.E., and R.M. Parker. High Prevalence of Recent Cocaine Use and the Unreliability of Patient Self-Report in an Inner-City Walk-In Clinic. *JAMA* (1992):167:1106-1108.

사례 3c

미국연방정부가 지원한 방사능 실험에서 참여자들에게 고지할 의무

1940년대 몇몇 암환자들이 고지나 동의 없이 복용량 범위 내에서 방사성 소로트라스트(thorotrast) 주사를 맞았다. 북미와 유럽의 병원들이 진행했던 이 실험의 목적은 인구집단에 대한 방사성 폭발 낙진의 영향을 알아보는 것이었다. 주사를 맞은 대부분의 환자들이 18개월 안에 악성 종양으로 사망했지만 몇몇의 생존자가 있었다.

인체에 있어서 방사능오염의 장기적 영향을 밝히기 위해 1960년까지 생존자에 대한 종적 연구가 대학과 정부의 과학자들로 구성된 국제연구팀에 의해 진행되었다. 생존자 코호트와 방사능 소로트라스트에 노출된 적이 없는 대조군을 대상으로 했다. 1960~1978년까지 연구팀은 악성 종양이 실험군에서 통계적으로 유의성이 아주 높게 발생한 것을 알아냈다. 참여자들은 모니터링 외에는 추가적으로 하는 것이 없다고 믿었기 때문에 이미 시행한 주사가 어떤 것인지도 듣지 못한 상태였다. 또한 불필요하게 환자들을 불안하게 할 우려도 있었다. 실험군에 속한 방사능 생존 참여자를 검사한 의사들은 방사능 노출에 대해 이미 알고 있었다.

토론을 위한 질문

1. 방사능 물질을 주사한 사실을 참여자들에게 알리지 않는다는 결정은 누구의 이익에 기여한 것인가?
2. 공개해서 참여자들을 놀라게 할지언정, 방사능 노출에 대해 알렸어야 하는 것은 아닌가?
3. "국가안보"라는 이익을 위해서 혹은 전쟁시기에서와 같이 인폼드 컨센트 없이 사람들을 대상으로 한 연구가 과연 허용될 수 있는가?
4. 실험을 지원한 정부가 생존자나 유가족들에게 금전적 배상을 해야 하는가?

추천자료

Advisory Committee on Human Radiation Experiments. *The Human Radiation Experiments: Final Report of the President's Advisory Committee.* New York, NY: Oxford University Press (1996).

Annas, G.J. Questing for Grails: Duplicity, Betrayal, and Self-Deception in Postmodern Medical Research. *J Contemp Health Law Pol* (1996):12:297-324.

Coughlin, S.S. Informed Consent. In: Smith, R.A., editor, *Encyclopedia of AIDS. A Social, Political, Cultural, and Scientific Record of the Epidemic.* Chicago: Fitzroy Dearborn Publishers (1998).

Fletcher, J.C. The Evolution of the Ethics of Informed Consent. In: *Research Ethics.* New York: Alan R. Liss, Inc. (1983).

Kahn, J.P., and A.C. Mastroianni. Epidemiology and Informed Consent. In: Coughlin, S.S., T.L. Beauchamp, and D.L. Weed, editors, *Ethics and Epidemiology* (2nd ed.). New York: Oxford University Press (2009):71-83.

Makarushka, J., and R. McDonald. Informed Consent, Research, and Geriatric Patients: The Responsibility of Institutional Review Committees. *The Gerontologist* (1979):19:61-66.

Murphy, F.G., P.A. Jackson, P.S. Johnson, et al. Informing and Consenting Disadvantaged Populations for Clinical and Community-Based Research Studies. *Am J Health Studies* (2004):19:246-253.

Paasche-Orlow, M.K., H.A. Taylor, and F.L. Brancati. Readability Standards for Informed-Consent Forms as Compared with Actual Readability. *N Engl J Med* (2003):348:721-726.

Press, N., and E. Wright Clayton. Genetics and Public Health: Informed Consent Beyond the Clinical Encounter. In: Khoury, M.J., W. Burke, and E.J. Thomson, editors, *Genetics and Public Health in the 21st Century. Using Genetic Information to Improve Health and Prevent Disease.* New York: Oxford University Press (2000):505-526.

Schulte, P.A., and M. Singal. Ethical Issues in the Interaction with Subjects and Disclosure of Results. In: Coughlin, S.S., and T.L. Beauchamp, editors, *Ethics and Epidemiology*. New York: Oxford University Press (1996):178-196.

Shalowitz, D., and D. Wendler. Informed Consent for Research and Authorization Under the Health Insurance Portability and Accountability Privacy Rule: An Integrated Approach. *Ann Int Med* (2006):144:685-688.

Shultz, M.M. Legal and Ethical Considerations for Securing Consent to Epidemiologic Research in the United States. In: Coughlin, S.S., and T.L. Beauchamp, editors, *Ethics and Epidemiology*. New York: Oxford University Press (1996):97-127.

Taub, H. Comprehension of Informed Consent for Research: Issues and Directions for Future Study. *IRB* (1986):8:7-10.

Taub, H., M. Baker, and J. Sturr. Informed Consent for Research: Effects of Readability, Patient Age, and Education. *J Am Geriatrics Soc* (1986):34:601-606.

Varnhagen, C.K., M. Gushta, J. Daniels, et al. How Informed is Online Informed Consent? *Ethics Behav* (2005):15:37-48.

Warren, J., J. Sobal, J. Tenney, et al. Informed Consent by Proxy. *N Engl J Med* (1986):315:1124-1128.

chapter 4

랜덤화 임상시험

Randomized Controlled Trials

Medical Research Council에서 결핵치료제로 스트렙토마이신 임상시험(streptomycin in tuberculosis trial)을 착수하던 1940년대 이후, 랜덤화 임상시험(randomized controlled trials, RCT)은 임상적 치료를 평가하는 수단으로 선호되었다(Coughlin, 1995). 이 방법의 과학적 타당성이 높아진 것은 랜덤화 과정에 일부 기인한다. 랜덤화 과정을 통해 치료군과 대조군 양쪽에 예후 요인이나 혼란 요인을 고르게 배분할 수 있기 때문이다. 관찰연구나 과거대조군(연구 대상이 된 모든 환자가 새로운 치료를 적용받는다)에 의존하는 연구 등의 다른 방법에서는 치료군과 대조군의 비교가능성이 낮아진다. 최근 수십 년간 랜덤화 임상시험이 대규모로 이용되면서, 임상연구 자체는 물론 새로운 치료법이 도입되는 방식에도 급격한 변화를 가져왔다.

랜덤화 임상시험의 윤리를 두고 논쟁이 계속되어 왔다. 왜냐하면, 미래의 환자나 사회가 얻을 이익과 연구 참여자인 개별 환자들이 얻는 잠재적인 이익 사이의 균형을 요구하는 경우가 많기 때문이다. 우선 개별 환자에게 최선의 이익이 되도록 행동하는 것은 의사나 간호사의 책임이다. 그리고 표준 프로토콜에 따른 환자치료법에 따라 랜덤화 할

당으로 얻는 새로운 지식은 사회에 꼭 필요하다(Hellman & Hellman, 1991). 다수 의견은 랜덤화 임상시험이 윤리적이기 위해서는 각 치료법의 임상적인 장점에 대한 진정한 불확실성이 있어야 한다고 주장한다. 즉, 동등성(또는 균형상태, equipoise)이 존재해야 한다. 다시 말해, 새로운 치료도 기존 치료에 못지 않은 효과가 있다고 믿어지지 않는 한, 보다 이로운 치료를 보류하는 것은 비윤리적이다. 대조 치료는 연구 중인 질병에 대한 새 치료법 외에, 가능한 대안 중에서는 최선의 표준 치료여야 한다. 새로운 치료가 대안적 치료보다 월등하다는 것을 알게 되었다면 랜덤화는 불필요하기도 하거니와 해서도 안 된다. 가치가 증명된 어떠한 치료도 존재하지 않으면서 참여자의 인폼드 컨센트가 얻어진 경우에 한해서 플라시보 대조법의 사용이 윤리적으로 허용된다. 가치가 입증된 표준 치료가 있을 때, 플라시보 대조법은 금하는 것이 일반적이다.

임상시험을 통해서 드러나는 증거를 검토하는 과정에서 하나의 치료를 뒷받침하는 결정적인 증거가 있을 때 시험을 중지시키는 역할을 하기 위해서 데이터모니터링 위원회를 구성하는 것이 통상적이다. 그러나 Tagnon(1984)의 주장에 의하면, 확고한 결론에 이르기 전에 성급하게 실험적 치료법에 대한 임상시험을 중지하는 일을 피해야 하는 윤리적 의무도 있다. 임상시험을 미리 중단하면 "새로운 임상시험들이 뒤를 잇게 되고, 보다 많은 환자들이 검증이 되지 않은 치료를 받는 결과를 가져올 수 있다." 덜 효과적인 치료를 받는 환자 수를 최소한으로 하는 것을 보장하는 연구디자인은 적응적 디자인과 순차적 디자인으로 효과가 적은 치료를 받는 환자 수를 적게 해준다. 그러나 이러한 디자인이 일반화되지는 않고 있으며, 윤리적으로나 통계학적으로 정당화되기가 쉬운 것 또한 아니라는 문제가 남는다. 적응적이고 순차적인 연구디자인을 포함해서 윤리적으로 최적화한 임상시험설계들이 제안되고 있다.

보건의료 개입에 대한 랜덤화 임상시험을 수행할 때 최적의 디자인으로 하기가 힘든 이유는 시행가능성 자체가 문제가 되거나 윤리적인 우려사항 때문이다(Glanz, 2009). 예를 들어, 흡연이 폐암의 원인이라는 가설을 입증하기 위한 역학적 연구의 디자인은 환자대조군 연구 또는 코호트 연구이다. 최근 수년간의 동향을 보면, 보건 분야에서는 다양한 종류의 관찰연구 또는 랜덤화 연구를 활용해서 지역사회연구를 수행해왔음을 알 수 있다.

앞으로 제시되는 사례들은 랜덤화 대조군시험에서 제기되는 윤리적 쟁점들을 부각시켜 보여주고 있다.

참고자료

Coughlin, S.S., editor. *Ethics in Epidemiology and Clinical Research: Annotated Readings.* Chestnut Hill, MA: Epidemiology Resources Inc. (1995).

Glanz, K., M.C. Kegler, and B.K. Rimer. Ethical Issues in the Design and Conduct of Community-Based Intervention Studies. In: Coughlin, S.S., T.L. Beauchamp, and D.L. Weed, editors, *Ethics and Epidemiology* (2nd ed.). New York: Oxford University Press (2009):103-127.

Hellman, S., and D.S. Hellman. Of Mice But Not Men. Problems of the Randomized Clinical Trial. *N Engl J Med* (1991):324:1585-1589.

Tagnon, H.J. Ethical Considerations in Controlled Clinical Trials. In: Buyse, M.E., M.J. Staquet, and R.J. Sylvester, editors, *Cancer Clinical Trials. Methods and Practice.* New York: Oxford University Press (1984):14-25.

사례 4a

유방암 말기 여성의 치료에서 골수이식에 대한 랜덤화 임상시험

유방암 말기 환자들 중 매우 높은 단위의 화학요법을 수반하는 골수이식이야말로 최상의 치료대안이라는 확신을 가지는 환자들이 증가하고 있다. 많은 경우 주치의들도 동의한다. 그렇지만, 유방암 말기 환자들을 위한 골수이식 치료의 효과는 결론적으로 입증된 바가 없다는 점이 문제이다.

미국의 국립암연구소는 과연 골수이식이 현재 유방암의 표준 치료인 화학치료요법보다 효과적인지를 보기 위해 3건의 대규모 랜덤화 임상시험을 지원하고 있다. 이들 연구의 참여자들 중에서 대략 절반씩 이식군과 표준치료군으로 랜덤화 배정된다. 그러나 과학적 시험이라는 경로를 통하지 않은 상황에서도 골수이식에 희망을 걸어 보려는 환자들이 많이 있다. 종전 치료에서 지극히 낮은 생존율을 보였다고 보고되어 있어서 환자들은 실험군에 배정되지 않을 가능성을 되도록 피하려는 것이다. 그 결과 정작 연구를 진행하려고 해도 연구자들이 충분한 참여자를 등록시키지 못해 곤란을 겪고 있다. 적절한 연구를 못하게 되면, 이식이 실제로 기존 치료보다 나은지 누구도 알 수 없게 될 위험이 있다(New York Times, 1995).

이식은 유방암 환자에게 가혹하고도 위험하다. 골수이식을 받은 여성의 약 5%가 이 치료 자체로 인해 사망한다. 더욱이 이식 비용 또한 만만치 않다. 종전의 화학요법의 비용이 5,000~25,000달러인 반면, 골수이식은 60,000~200,000달러 정도가 소요된다. 소송 결과 때문에 수많은 보험회사가 이식 비용을 지불하는 데에 동의하는 추세이다.

토론을 위한 질문

1. 1994년만 해도 미국에서 1,000명 이상의 유방암 환자들이 임상시험에 참여하지 않은 상황에서 골수이식을 받았다는 집계가 나왔다. 이 실험적 치료에 대한 접근을 확보한다는 목적으로 환자들을 임상시험에 등록하도록 요구하는 것이 윤리적인가?
2. 랜덤화 임상시험에서 적절한 증거의 유무에 상관없이 이 고가의 새로운 치료가 유방암 환자를 위한 최선의 치료대안이 되는 경우의 위험과 잠재적 이익은 무엇인가?
3. 만약 이식이 종전 치료보다 낫다고 의사가 꽤 확신하기는 하지만 절대적으로 장담할 수도 없으면서 환자들을 골수이식에 대한 랜덤화 시험에 등록시키는 것은 윤리적인가?
4. 임상 연구자들은 임상시험을 제때 완료했을 때 이익을 얻는 경우가 흔하다. 의사들이 임상시험에 등록시키는 환자수의 최대화에 재정적 혹은 전문가적인 인센티브를 가지고 있는 이러한 상황에서, 이것은 어느 정도까지 이해상충이라고 할 수 있는가?

참고자료

Women Rejecting Trials for Testing a Cancer Therapy. *The New York Times* (February 15, 1995).

사례 4b

미숙아에서 후수정체 섬유증식(retrolental fibroplasia)의 위험이 있는 지속적 산소 공급에 대한 랜덤화 임상시험

후수정체 섬유증식으로 인한 실명의 유행이 1940년대에 미숙아들 사이에서 갑자기 생겨났다. 당시 후수정체 섬유증식의 원인으로 제시된 50여 가지 중 오직 4가지만 임상시험을 통해 검토가 되었다. 관찰 증거에 근거하여 점차 조산아들에게 일상적으로 공급되는 고농도 산소 환경에 관심이 모아졌다. 1950년대에 와서 산소가 원인인지 여부를 둘러싸고 과학적 논쟁이 격렬해졌다. 1953년에 국립보건원이 소집한 회의에 출석한 대부분의 과학자들은 이 문제를 검토하기 위해 다기관 임상시험을 수행하여야 한다고 믿었다. 그러나 참석자 중 몇몇은 관찰 연구에서 이미 충분한 증거를 얻었다고 믿고 윤리적 문제가 있는 임상시험에 반대하였다.

결국 1953년 7월 임상시험이 시작되었다. 18개의 참여 병원에서 800명에 달하는 영아들이 연구대상이 되었다. 임상시험 결과 산소를 덜 공급받은 영아에서는 7%만이, 계속 산소를 공급받은 경우에는 23%나 후수정체 섬유증식이 발생했다. 1954년에 이러한 극적인 결과가 보고되면서 고농도 산소를 일상적으로 공급하던, 미숙아에 대한 치료 관행이 재빠르고 광범위하게 수정되기에 이르렀다. 아이러니하게도 의사들이 미숙아들의 생존율을 증가시키려는 의도로 노력하다가 생긴 실명의 유행이 이 연구결과로 얻은 증거 때문에 급속하게 진정되었다.

토론을 위한 질문

1. 만약 임상시험에 근거하지 않은 증거를 기초로 환자가 치료군에 등록되거나 혹은 다른 쪽에 배정되면서 중대한 부작용이 생길 수 있다고 확신하는 연구자들이 랜덤화 임상시험을 하는 것은 윤리적인가? 후수정체 섬유증식에 의한 실명의 경우처럼, 만약 예상했던 부작용이 심각하거나 고칠 수 없는 경우라면 어떠한가?
2. 랜덤화 임상시험으로부터 결론적인 증거를 얻을 수 없는 잠재적 위험성은 무엇인가?

참고자료

Silverman, W.A. The Lesson of Retrolental Fibroplasia. *Scientific American* (1977):236:100-107.

추천자료

Brody, H., and A.M. Childress. Understanding Randomization: Helpful Strategies. *Am J Bioeth* (2009):9:14-15.

Ellenberg, S.S., and R. Temple. Placebo-Controlled Trials and Active-Control Trials in the Evaluation of New Treatments. Part 2: Practical Issues and Specific Cases. *Ann Int Med* (2000):133:464-470.

Freedman, B. Equipoise and the Ethics of Clinical Research. *N Engl J Med* (1987):317:141-145.

Howard-Jones, N. Human Experimentation in Historical and Ethical Perspectives. *Soc Sci Med* (1982):16:1429-1448.

Johnson, N., R.J. Lilford, and W. Brazier. At What Level of Collective Equipoise Does a Clinical Trial Become Ethical? *J*

Med Ethics (1991):17:30-34.

Levine, C. Has AIDS Changed the Ethics of Human Subjects Research? *IRB* (1988):16:167-173.

Levine, R.J. The Use of Placebos in Randomized Clinical Trials. *IRB* (1985):7:1.

Levine, R.J. Comment re: "Ethics and Statistics in Randomized Clinical Trials." *Stat Sci* (1991):6:71-74.

Levine, R.J. The Impact of HIV Infection on Society's Perception of Clinical Trials. *Kennedy Inst Ethics J* (1994):4:93-98.

Levine, R.J., and K. Lebacqz. Some Ethical Considerations in Clinical Trials. *Clin Pharm Ther* (1979):25:728-741.

Macklin, R., and G. Friedland. AIDS Research: The Ethics of Clinical Trials. *Law Med Health Care* (1986):14:273-280.

Moyer, A., and A.H. Floyd. Equipoise May Be in the Eye of the Beholder. *Am J Bioeth* (2009):9:21-22.

Passamani, E. Clinical Trials—Are They Ethical? *N Engl J Med* (1991):324:1589-1592.

Reynolds, T. The Ethics of Placebo-Controlled Trials. *Ann Int Med* (2000):133:491-492.

Rothman, K.J., and K.B. Michels. The Continuing Unethical Use of Placebo Controls. *N Engl J Med* (1994):331:394-398.

Royall, R.M. Ethics and Statistics in Randomized Clinical Trials. *Stat Sci* (1991):6:52-88.

Seigel, D. Clinical Trials, Epidemiology, and Public Confidence. *Stat Med* (2003):22:3419-3425.

Simon, R. Are Placebo-Controlled Trials Ethical or Needed When Alternative Treatment Exists? *Ann Int Med* (2000):133:474-475.

Taylor, K., R. Margolese, and C.L. Soskolne. Physicians' Reasons for Not Entering Eligible Patients in a Randomized Clinical Trial of Surgery for Breast Cancer. *N Engl J Med* (1984):310:1363-1367.

Temple, R., and S.S. Ellenberg. Placebo-Controlled Trials and Active-Control Trials in the Evaluation of New Treatments. Part

1: Ethical and Scientific Issues. *Ann Int Med* (2000):133:455-463.

Weinstein, M.C. Allocation of Subjects in Medical Experiments. *N Engl J Med* (1974):291:1278-1285.

Zelen, M. Comment: The Ethos of Clinical Trials. *Stat Sci* (1991):6:81-83.

chapter 5

위원회 심의와 임상시험심의위원회[1] 제도

Committee Review and the Institutional Review Board System

독립적인 위원회에 의한 연구 프로토콜의 윤리에 관한 심의는 연구 참여자의 권리와 복지를 보호하고(만일 적절한 경우라면), 잠재적 이익이 참여자에 대한 위험성을 상쇄하는 것을 보장하기 위함이다. 미국에서는 연구에 착수하기 전 연구자들은 연구 방법과 연구의 의의를 설명하는 프로토콜을 임상시험심의위원회(institutional review board, IRB)에 제시해야 하는 법적 책임을 가진다. 전문가와 일반인을 포함한 위원회 위원들은 연구자와 연구 후원자나 재정지원 기관으로부터 독립적이어야 한다(Levine, 2009).

게다가 연구 프로토콜을 재검토하는 것 외에 심의위원회의 위원들은 연구자들이 제출한 설명동의서의 완성도와 명료성을 검토하기 위해 주의를 기울여야 한다. 참여자의 인폼드 컨센트를 얻기 위한 규정은 연구에 참여할지 여부에 대해서 정보에 기초한 자율적인 결정을 내릴 수 있는 권리를 존중한다(3장 참조). 동의서는 일반인이 이해할 수 있는 언어로 쓰여져야 한다. 또한 심의위원회의 위원들은 연구 참여자를 모

1) 기관연구심의위원회, 기관연구윤리심의위원회 등으로 불리기도 하는데, IRB라는 영어 약어를 그대로 쓰기도 한다.

집하는 데 있어서 어떠한 조작이나 강압도 없음을 보장해야 한다.

위험성이나 잠재적 해악을 최소화하기 위해 연구자들의 충분한 사전주의가 필요하다. 참여자에 대한 위험이 중대하지 않고 이런 위험과 잠재적 이익에 대한 정보를 알고 있는 한, 정작 연구 참여자 자신들에게 이익이 되지 않더라도 사회에 이익을 제공하는 연구를 허용할 수 있다.

또한 위험을 최소화하고 연구 참여자의 안전을 보장하는 것 외에, 연구자들은 연구팀의 안전에 대한 책임이 있다.

위험성을 최소화하고 잠재적 이익을 극대화하며 연구 참여자에게 충분한 정보를 공개하는 연구 프로토콜의 개발에 아무리 각별한 주의를 했다고 해도 거기서 연구자들의 윤리적인 책임이나 전문가로서의 책임이 끝났다고 볼 수 없다. 윤리적인 고려는 시작단계의 연구디자인 시점부터 출판해서 최종결과의 보급에 이르기까지 연구의 매 단계마다 생겨나기 때문이다.

미국의 위원회 심의나 IRB 체계와 관련된 많은 윤리적 이슈들이 이어지는 사례연구들에서 부각될 것이다.

참고자료

Canadian Institutes of Health Research, Natural Sciences and Engineering Research Council of Canada, Social Sciences and Humanities Research Council of Canada, *Tri-Council Policy Statement: Ethical Conduct for Research Involving Humans.* 1998 (with 2000, 2002 and 2005 amendments). Available at http://pre.ethics.gc.ca/eng/policy-politique/tcps-eptc/.

Levine, R.J. The Institutional Review Board. In: Coughlin, S.S., T.L. Beauchamp, and D.L. Weed, editors, *Ethics and Epidemiology* (2nd ed.). New York: Oxford University Press (2009):245-263.

사례 5a

인간대상연구의 수행에 장벽이 되고 있는 다기관심의

연구자들은 유전상담서비스에 대한 다기관연구를 계획하고 1976년 51개 기관의 IRB로부터 승인을 받는 일을 시작했다(Kavanagh et al., 1979). 국립재단인 March of Dimes에서 재정을 지원하는 이 연구는 유전상담의 조직과 운영, 그리고 효과에 대한 데이터를 제공하기 위해 설계되었다. 데이터는 제공자와 고객들로부터 수집할 계획이었다.

연구자들은 프로토콜을 모기관 IRB에서 승인을 받은 후에 유전상담서비스를 위해 국립재단의 연구비를 받는 기관들의 임상 관리자들을 만나 참여협조를 구했다. 51명의 임상 관리자가 연구 참여에 동의하였다. 그들은 지역기관에서 IRB 승인을 받는 데 있어서 연구자들의 중개자 역할을 해달라는 요청을 받았다.

11개의 의료센터는 연구자들에게 그들이 속한 기관에서는 IRB 심의가 필요없다고 통보하였다. 28개 기관의 IRB는 단 하나의 시정요구도 없이 승인해주었다. 이들 기관에서 승인을 받기까지 연구자 편에서 146건의 전화통화와 49통의 서신이 필요했다. 그런가하면 12개의 IRB는 적어도 한 가지 시정을 요구한 후에 승인하였다. 대부분의 시정 요구는 인폼드 컨센트 양식에 관한 것이었다. 이들 12개 기관으로부터 최종 승인을 받기까지 96건의 전화통화와 41통의 서신이 필요했다. 한 기관은 아예 프로토콜 심의 자체를 거부했는데, "해당 기관의 의사가 겨우 2명만 이 연구에 참여한다."는 것이 그 이유였다.

여러 기관의 IRB로부터 일일이 승인을 받느라 연구자들이 겪는 좌절이나 소요되는 시간이 상당했다. 그래서 관련 정책의 개발을 촉구했는데 그 내용을 보면, 사회과학적 연구에 대한 구체적인 규정이라든지 다기관심의의 신속한 절차 등을 포함해서 보다 일률적이면서도 더 명시적인 심의정책에 대한 것이었다.

토론을 위한 질문

1. 미국에서 IRB가 수행하는 것과 같은 위원회 심의의 목적은 무엇인가? IRB는 어떤 방법으로 연구 참여자의 권리와 복지를 보호하는가?
2. 연구 참여자의 이익과 상충하는 모 기관의 이익을, IRB는 어느 정도까지 보호하는가?
3. 지역위원회가 미국 전역과 외국의 프로토콜을 두루 심의해야 하는가 아니면 국립심의위원회를 구성해야 하는가?
4. 다기관연구 혹은 다기관 임상시험의 필요를 어떻게 수용할 수 있는가? 그 연구들이 일률적인 인폼드 컨센트 설명서가 있어야 하는가, 아니면 각각의 참여기관의 요구조건에 맞게 시정해야만 하는가?

참고자료

Kavanagh, C., D. Matthews, J.R. Sorenson, and J.P. Swazey. We Shall Overcome: Multi-Institutional Review of a Genetic Counseling Study. *IRB* (1979):1:1-3.

사례 5b

임상검사결과에 대한 후향적 연구에 대한 IRB의 고민

미국 정부의 연구자들이 특정 진단 검사의 민감도와 특이도를 조사하기 위한 연구를 계획하였다. 이 프로젝트는 일련의 검사들을 거쳤던 사람들에게 어떤 임상적 결과가 나타났는지를 확인해야 하는 사업이기 때문에 임상 데이터베이스에 대한 후향적인 접근이 필요했다. 연구자들은 더 많은 정보를 얻기 위해 임상 데이터베이스로 우선 선별한 환자들에 대한 인터뷰까지 기획하였다. 일련의 임상시험이 마무리되었던 시점에서는(임상적 의미나 개인적인 의사결정의 측면에서) 관심 대상이 되는 검사에 대한 양성결과의 함축이 불분명하였다.

연구프로토콜을 검토했던 IRB 위원들이 우려한 것은 연구자들이 환자들의 가정의나 주치의에게 먼저 연락하지 않고 환자와의 접촉을 시도하는 부분이었다. 걱정했던 것은 정보의 기밀유지를 위반하고 개인적인 의무정보가 무단으로 유포되는 것을 환자들이 반대할 수 있다는 점과 분쟁이나 소송이 제기될 수 있다는 점이었다. 일련의 검사가 해석이 어렵고 검사완료시점에 양성검사결과의 의미가 명확하지 않았기 때문에 의사들이 양성결과를 추적 검사하거나 환자들과 검사결과를 의논했을 가능성은 거의 없었다.

IRB 위원들이 연구자들에게 요구한 것은 의사들에게 연락을 취해서 그들이 진료했던 환자들을 연구에 참여하게 하려고 한다고 밝히고, 개별 환자의 주치의로부터 동의를 구하는 것이었고, 이렇게 해서 잠재적인 갈등을 피하도록 하는 것이었다.

토론을 위한 질문

1. IRB는 이 기밀성 문제에 대해 만족스러운 해결책에 도달했는가? 연구자들이 환자들에게 연락해서 연구에 참여하도록 요청을 하는 것이 "의학적으로 권할만한" 것이라는 결정을 주치의들이 내려야만 하는가?
2. 의료연구를 목적으로 하는 임상 기록의 후향적 사용을 통제하는 데에는 어떤 정책이 도움이 될 것인가?
3. 몇 가지 추가적인 연구양식 때문에 이전의 환자들에게 연락을 해야 하는 상황에서 어떤 추가적인 보호수단이 필요한가?

사례 5c

주사기교환프로그램의 평가연구에 대한 IRB 심의

정맥주사약 사용자가 사용했던 주사기를 멸균처리한 주사기로 무료 교환받는 주사기교환프로그램은 일반적으로 HIV 감염과 간염 등 혈액을 통한 전염성 질환의 확산을 줄인다고 한다. 그러나, 이러한 프로그램이 성공한 이유는 이미 자신들의 삶을 되돌이키려는 각오로 교환프로그램에 참가할 가능성이 높은 약물 사용자들의 자기 선택의 결과일 가능성이 있다.

이 이슈를 검토하기 위해 600명의 정맥주사약 사용자를 두 집단으로 랜덤화해서 한 집단은 사용했던 주사기를 멸균처리한 것으로 교환할 수 있게 하고, 다른 한 집단은 교환할 수는 없지만 어디에 가면 저렴하면서도 합법적으로 깨끗한 주사기를 구할 수 있는지 알려주는 방법을 고안했다. 그리고 이 경우에는 참여자가 원하면 치료프로그램에 의뢰하도록 했다.

프로토콜은 지역 IRB와 연방정부기관인 연구위험보호국(Office of Protection from Research Risks, OPRR)로부터 승인을 받았다. 그렇지만, 이 연구계획은 상당한 논쟁을 일으켰다(Schartz, 1996).

이 연구에 반대하는 사람들은 불필요하게 두 번째 그룹의 멤버들을 높은 질병의 위험에 노출시키고 구명장치의 활용을 보류하게 될 것이라고 주장했다. 찬성하는 사람들은 자기선택 가설에 대한 중요한 데이터를 얻기 위해서는 제대로 된 연구가 여전히 필요할 뿐 아니라 두 번째 그룹에 대해서는 값싼 주사기와 치료프로그램의 가용성이라는 혜택이 주어지므로 위험도가 수용할 만한 수준으로 떨어질 것이라고 주장했다.

토론을 위한 질문

1. 당신이 이 IRB의 위원으로서 이 연구를 평가하고 있다고 가정해보자. 어떤 입장을 택할 것이며 이유는 무엇인가?
2. 실제로 두 번째 그룹의 멤버들이 높은 질병위험에 직면했다고 가정해보자. 이 연구로 얻어질 정보가 과연 심각한 질병에 걸릴 위험이 높아지는 상황으로 두는 것을 정당화하기에 충분한가? 모든 참여자들에게서 인폼드 컨센트를 받는 것으로 문제가 해결되는가?
3. 랜덤화 절차가 없는 관찰연구 몇 건을 통해서 이미 주사기교환프로그램의 유용성을 입증하였는데도 미국연방정부는 이 프로그램에 재정을 지원하지 않았다. 그것은 이 프로그램이 정치적으로 논란이 있어서였다. 주사기교환프로그램, 무료 콘돔 배부와 같이 논란이 많은 보건프로그램을 평가하는 일에 미국연방정부는 재정지원을 얼마나 많이 해야 하는가?

참고자료

Schartz, J. NIH to Review Needle Exchange Study Criticized for Possible Medical Risk. *The Washington Post.* (1996 October 18):A25.

추천자료

Cann, C.I., and K.J. Rothman. IRBs and Epidemiologic Research: How Inappropriate Restrictions Hamper Studies. *IRB* (1984):6:5-7.

Candilis, P.J., C.W. Lidz, and R.M. Arnold. The Need to Understand IRB Deliberations. *IRB* (2006):28:1-5.

De Vries, R., D.A. DeBruin, and A. Goodgame. Ethics Review of Social, Behavioral, and Economic Research: Where Should We Go from Here? *Ethics Behav* (2004):14:351-368.

Fitzgerald, M.H., and P.A. Phillips. Centralized and Non-Centralized Ethics Review: A Five Nation Study. *Account Res* (2006):13:47-74.

Green, L.A., J.C. Lowery, C.P. Kowalski, et al. Impact of Institutional Review Board Practice Variation on Observational Health Services Research. *Health Serv Res* (2006):41:214-230.

Greenwald, R.A., M.K. Ryan, and J.E. Mulvihill, editors. *Human Subjects Research: A Handbook for Institutional Review Boards.* New York: Plenum Press (1982).

Kirigia, J.M., C. Wambebe, and A. Baba-Moussa. Status of National Research Bioethics Committees in the WHO African Region. *BMC Medical Ethics* (2005):6:10.

Levine, R.J. *Ethics and Regulation of Clinical Research* (2nd ed.). New Haven: Yale University Press (1986).

Macrina, F.L. *Scientific Integrity. An Introductory Text with Cases.* Washington, D.C.: American Society for Microbiology (1995).

McNeill, P.M. Research Ethics Committees in Australia, Europe, and North America. *IRB* (1989):11:4-7.

Nowak, K.S., E.A. Bankert, and R.M. Nelson. Reforming the Oversight Of Multi-Site Clinical Research: A Review of Two Possible Solutions. *Account Res* (2006):13:11-24.

Office for Protection from Research Risks. *Protecting Human Research Subjects: Institutional Review Board Guidebook*. Washington, D.C.: U.S. Government Printing Office (1993).

Robertson, J.A. The Law of Institutional Review Boards. *UCLA Law Rev* (1979):26:484-549.

Robertson, J.A. Taking Consent Seriously: IRB Intervention in the Consent Process. *IRB* (1982):4:1-5.

Robertson, J.A. Ten Ways to Improve IRBs. Hastings Center Rep (1979):9:29-33.

Shalala, D. Protecting Research Subjects—What Must Be Done. *N Engl J Med* (2000):343:808-810.

Williams, P.C. Success in Spite of Failure: Why IRBs Falter in Reviewing Risks and Benefits. *IRB* (1984):6:1-4.

Wood, E., J. Montaner, and T. Kerr. Illicit Drug Addiction, Infectious Disease Spread, and the Need for an Evidence-Based Response. *Lancet Inf Dis* (2008):8:142-143.

chapter 6

보건연구에서의 과학적 부정행위

Scientific Misconduct in Public Health Research

의과학에 속한 직업인들이라면 누구나 덕스럽고 신뢰할만하고, 공익을 보호하고 진리를 추구하는 욕구를 갖고 있다고 믿는 사람들이 많이 있다. 그러나 이런 믿음이 언제나 현실을 반영하는 것은 아니다. 지적 재산의 도용, 표절, 데이터의 조작이나 위조와 같은 일들이 일어나는 것으로 알려져 있다. 이러한 행동들이 다 과학적 부정행위에 속한다(Soskolne & Macfalane, 1996).

과학적 부정행위는 진리 추구와 공익 보호에만 피해를 주는 정도로 끝나지 않고 또 다른 차원이 있다. 그것은 과학자들 사이에서뿐만 아니라 과학자들과 보건연구를 같이 하는 이해관계 당사자들과의 인간관계의 다양한 측면에까지 영향이 미친다. 좋은 동료관계가 설 수 있는 두 가지 도덕적인 기초는 진실성과 상호신뢰이다. 이것이 침식되면 동료 사이는 심하게 상처를 입게 된다(Pellegrino, 1992).

너무 지나친 열의 때문에 부정행위가 일어나기도 한다. 이것은 연구자가 자신의 연구에 대해 느끼는 흥분이 객관성이 부족한 행동에서부터 최악의 경우는 불합리쪽으로 치우친 행동을 가져오는 경우에 생기는 일이다. 이런 상황이 되면 과학자에게 필수적이라고 할 객관정신이 사라진다.

연구부정행위가 있다고 주장하는 사람들 혹은 "내부고발자"는 실직이나 보복을 두려워하게 되는데, 특히 고발당한 쪽이 고발을 하는 사람들에 대해 권한을 가지는 직위에 있는 경우가 그렇다.

부정행위의 고발을 처리하는 지침을 관리하는 일은 어렵고 적법한 절차라는 이슈가 이 조사의 성격에서 특별히 중요해지고 있다. 고발이 늘 진실된 것으로 판명나는 것은 아니기 때문에 죄가 확정되기 전까지는 피고발자의 명예를 보호해야 한다.

미국에서는 1970년대 후반에 몇 건의 과학적 부정행위가 대대적으로 보도되면서 보건당국 산하에 연구진실성사무국(office of researc integrity, ORI)이 발족했다. 과학적 부정행위의 진위를 가려 사실을 정립하고, 보건국에 행정조치를 제안하는 권위가 주어진 사무국으로 이 내용은 법규(statute)와 규제(regulation)로 공표되고 있다.

과학적 부정행위는 과학이라는 활동영역에 대한 공공의 인식에 극도로 부정적인 영향을 끼칠 수 있다. 또한 이로 인해서 과학에 대한 공적 자원의 배분에 영향이 파급된다. 과학적 부정행위는 또한 과학적 탐구를 헛되이 낭비하는 쪽으로 가서 귀한 자원을 함부로 쓰는 일로 만들어 버리기 때문에 진리추구 자체를 저해한다는 것은 말할 것도 없다.

과학적 부정행위를 둘러싼 다음의 사례들은 부정행위 의혹을 조사할 때 적법한 절차의 필요성을 포함한 몇 가지 이슈를 보여준다.

참고자료

Pellegrino, E.D. Character and the Ethical Conduct of Research. *Account Res* (1992):2:1-11.

Soskolne, C.L., and D.K. Macfarlane. Scientific Misconduct in Epidemiologic Research. In:Coughlin, S.S., and T.L. Beauchamp, editors, *Ethics and Epidemiology*. New York: Oxford University Press (1996):274-289.

사례 6a

과학적 부정행위 고발

과학적 부정행위 고발이 부각된 사례가 1992년에 대대적으로 공개된 적이 있다. 환경적인 납 노출로 인해 아동들에게 발생하는 신경행동적인 영향에 대한 1970년대의 선구적인 연구의 분석방법을 둘러싼 논쟁이 그것이다. 문제의 자료는 이미 수년 전에 재분석을 거쳤음에도 불구하고, 1992년에 논란이 표면화되었고, 언론이 이를 널리 보도했다(Wohleber, 1992). 연구자는 결국 명예를 회복했고 과학적 부정행위 고발사례가 종결되었다.

비평가들은 납 산업 측의 이기적인 동기로 고발을 했다고 비난했다. 또한 이 사건을 알게 된 많은 사람들은 수사가 진행되는 동안 관련 내용의 기밀을 잘 유지했어야 했다고 느꼈다. 이런 의문이 환경과학자, 정부 관료들, 일반 대중 사이에서 우려를 자아냈다. 의혹을 제기받은 연구당사자는 물론이고 의혹을 수사한 사람들이 이 사건에 들인 시간과 노력, 비용도 엄청났다.

토론을 위한 질문

1. 부적절한 공개로 인해 고소된 연구자들을 보호하기 위해 과학적 부정행위 의혹 사례의 수사는 비밀리에 진행해야 하는가? 기밀

성과 적법한 절차 측면에서 수사가 진행되는 동안 과학적 부정행위로 고발당한 개인의 권리는 무엇인가?

2. 과학적 부정행위 의혹사례들을 수사함으로써 과학활동과 사회이익은 어느 정도까지 보호받는가?

참고자료

Soskolne, C.L., and D.K. Macfarlane. Scientific Misconduct in Epidemiologic Research. In: Coughlin, S.S., and T.L. Beauchamp, editors, *Ethics and Epidemiology*. New York: Oxford University Press (1996):274-289.

Wohleber, C. OSI Asks for Internal Inquiry. Needleman Challenged Again on Landmark 1979 Study Of Low-Lead Exposure's Effects. *University Times*. (January 9, 1992):4.

사례 6b

환경과학자가 전문가 표준을 위반할 가능성

정부와 대학이 공동으로 지원 · 수행하는 연구에서 연구팀의 일원이 오도될 가능성이 있는 진술을 유포한 것에 대해 문제가 제기되었다. 의학전문가들과 화학 · 환경전문가, 보건전문가로 구성된 연구팀이 대단위 수력발전용 댐과 인접한 지역에서 발생 가능한 화학중독을 연구하기 위해 모였다. 환경중독의 증거가 실제로 발견된 상황이었다. 의학전문가들은 환경오염과 연관된 질병이환율과 사망률에 대한 조사를 진행했다. 화학 · 환경전문가들은 오염의 원인과 가능한 대책을 검토하기 시작했다. 보건전문가는 보건위험도를 평가하고 정부의 대응을 적절하게 조정하는 책임을 맡았다.

환경전문가가 언론에 정보를 제공하기 시작했을 때, 그녀가 오염문제의 범위를 상당히 과장되게 이야기했다는 염려가 의학전문가들 사이에 불거졌다. 자신의 전문영역도 아니면서, 오염관련 건강위험을 과장한다고 비난했다. 의학전문가들이 자신들의 공동연구원의 판단에 의문을 제기하는 보고서를 발표하기 시작하자 그 연구프로젝트 전체의 진실성에 대한 문제가 제기되었다.

의학전문가 사이에서는 환경전문가가 연구가 종결되기도 전에 환경오염이슈에 대한 언론의 관심을 끄는 데에만 집중한다는 비난이 일었다. 그들의 주장은 그녀가 열성이 지나친 나머지 사전에 자신의 입장을 주장했고 그 주장의 과학적 객관성도 부족하다는 것이었다. 반면, 이 환경전문가의 신념은 언론에 공표한 자신의 진술을 정당화할만큼 충분한 증거를 연구팀이 확보했고, 화학중독 희생자들의 대변자로서의 역할을 하는 것이 자신의 의무라는 것이었다.

토론을 위한 질문

1. 이 같은 상황에서 팀의 다른 구성원들에 대한 연구자들의 책임은 무엇인가? 연구팀의 팀원들 사이에 이런 갈등을 피할 수 있는 방법은 무엇인가?
2. 이 같은 사건에서 과학전반에 대한 대중의 신뢰는 어느 정도까지 떨어지는가? 과학커뮤니티는 이런 문제를 예방하기 위해 무엇을 할 수 있는가?
3. 환경전문가의 성(gender)이 연구팀의 다른 구성원의 비판에 어떤 종류의 역할을 했을 가능성이 있는가?

사례 6c

환경연구의 데이터 위조

산업부지에서의 벤젠오염 가솔린 유출에 대한 우려로, 근처 지역사회에서 벤젠오염 가솔린의 유출과 암발생률의 증가 사이에 상관관계를 알아보기 위한 환경연구에 착수했다. 연구는 해당 지역의 대학교 연구팀과 지역 병원팀이 공동으로 수행하였다. 그런데, 병원팀에 속한 연구자 한 명이 프로젝트의 데이터를 바꾸었다. 원래대로라면 약간의 위험도 증가를 보였을텐데 데이터를 조작해서 통계학적으로 유의한 위험도 증가로 결과가 달라진 것이다. 그의 조작 동기는 연구결과를 더 선정적으로 만들어서 추가로 연구비를 지원받을 가능성을 높이려는 것이었다. 동료심사를 하는 저널에 제출한 이후에야 데이터 조작이 공개된 사건이었다.

토론을 위한 질문

1. 과학자들은 학제 간 연구프로젝트를 수행하기 위해 공동연구자를 찾을 때 어떠한 사전 주의를 기울여야 하는가?
2. 공동연구 그룹들의 구성원이 어떻게 데이터의 조작과 위조를 막을 수 있는가?
3. 사회와 해당 전문직, 그리고 연구 그룹의 다른 구성원들에 대한 연구자의 책임은 무엇인가?

추천자료

Broad, W., and N. Wade. *Betrayers of the Truth: Fraud and Deceit in the Halls of Science.* New York: Simon and Schuster (1982).

Buzzelli, D.E. A Definition of Misconduct in Science: A View from NSF. *Science* (1993):259:584-585.

Caelleigh, A.S. Role of the Journal Editor in Sustaining Integrity in Research. *Acad Med* (1993):68(Suppl):S23-S29.

Goodstein, D. Scientific Fraud. *Am Scholar* (1991):60:505-515.

Knight, J. Scientific Misconduct: The Rights of the Accused. *Issues Sci Tech* (1991):8:28-29.

Korenman, S.G., and A.C. Shipp. *Teaching the Responsible Conduct of Research through a Case Study Approach. A Handbook for Instructors.* Washington, D.C.: Association of American Medical Colleges (1994).

Macrina, F.L. *Scientific Integrity. An Introductory Text with Cases.* Washington, D.C.: American Society for Microbiology (1995).

Miller, D.J., and M. Hersen, editors. *Research Fraud in the Behavioral and Biomedical Sciences.* New York: Wiley (1992).

Mishkin, B. Responding to Scientific Misconduct Due Process and Prevention. *JAMA* (1988):260:1932-1936.

National Academy of Sciences. *Responsible Science: Ensuring the Integrity of the Research Process,* vol. 1. Washington, D.C.: National Academy Press (1992).

National Academy of Sciences. *Responsible Science: Ensuring the Integrity of the Research Process,* vol. 2. Washington, D.C.: National Academy Press (1993).

Nelkin, D. *Whistle Blowing and Social Responsibility in Science. Research Ethics.* New York: Alan R. Liss, Inc. (1983).

Nylenna, M., and S. Simonsen. Scientific Misconduct: A New Approach to Prevention. *Lancet* (2006):367:1882-1884.

Pascal, C.B. Complainant Issues in Research Misconduct: The Office of Research Integrity Experience. *Exp Biol Med (Maywood)*

(2006):231:1264-1270.

Penslar, R.L., editor. *Research Ethics. Cases & Materials.* Indianapolis: University of Indiana Press (1995):3-12.

Petersdorf, R.G. A Matter of Integrity. *Acad Med* (1989):64:119-123.

Petersdorf, R.G. The Pathogenesis of Fraud in Medical Science. *Ann Int Med* (1986):104:252-254.

Resnik, D.B. Fraud, Fabrication, and Falsification. In: Emanuel, E.J., C. Grady, R.A. Crouch, et al., editors, *The Oxford Textbook of Clinical Research Ethics.* New York: Oxford University Press (2009).

Schachman, H.K. What is Misconduct in Science? *Science* (1993):261:148-149.

Shore, E.G. Sanctions and Remediation for Research Misconduct: Differential Diagnosis, Treatment, and Prevention. *Acad Med* (1993):68(Suppl):S44-S48.

Soskolne, C.L., editor. Proceedings of the Symposium on Ethics and Law in Environmental Epidemiology. *J Exp Anal Environ Epidemiol* (1993):3(1 Suppl).

Soskolne, C.L., P.H. Abbrecht, N.M. Davidian, and A.R. Price. Good Conduct and Integrity in Epidemiologic Research. In: Coubhlin, S.S., T.L. Beauchamp, and D.L. Weed, editors, *Ethics and Epidemiology* (2nd ed.). New York: Oxford University Press (2009):264-282.

Stewart, W., and N. Feder. The Integrity of the Scientifid Literature. *Nature* (1987):325:207-214.

Teich, A.H., and M.S. Frankel. *Good Science and Responsible Scientists: Meeting the Challenge of Fraud and Misconduct in Science.* Washington, D.C.: American Association for the Advancement of Science, American Bar Association, and National Conference of Lawyers and Scientists (1992 March).

U.S. Department of Health and Human Services. Public Health Service. Responsibilities of Awardee and Applicant Institutions for Dealing with and Reporting Possible Misconduct in

Science. *Fed Regist* (1989):54:32446-32451.

Weed, D.L. Preventing Scientific Misconduct. *Am J Public Health* (1998):88:125-129.

Woolf, P.K. Pressure to Publish and Fraud in Science. *Ann Int Med* (1986):104:254-256.

chapter 7

이해상충과 연구비 지원

Conflicting Interests and Research Sponsorship

이해상충은 한 사람의 자기이익과 타인에 대한 책임이 상충할 때 발생한다. 보건의료전문가들은 의무에 수용된 절차를 따를 의무, 질병 이환률과 사망률을 감소시킬 의무, 진실을 말할 의무, 가능한 많은 이익을 얻게 하는 결과를 배포할 의무, 과학적 객관성을 유지할 의무가 있고, 이런 의무의 이행수준은 객관적으로 평가될 수 있다. 이러한 전문가적 의무들과 개인의 이익 사이에서 연구자들이 선택해야 할 때 이해상충이 발생한다. 이해상충은 과학적 판단에 영향을 미치거나 과학적 객관성을 저해할 수 있다. 예를 들어, 역학 분야에서의 이해상충은 역학자가 연관성의 인과관계에 대한 판단을 내려야 하는데 객관성이나 불편부당성을 고수할 능력을 해칠 수 있는 이익에 의해 연구비가 지원될 경우에 생긴다.

겉보기에 이해상충으로 보이는 상황이기는 하지만 이해상충이 잠재할 뿐인 상황과 실제적 이해상충이 발생한 상황은 구분할 필요가 있다. 예를 들어, 대학병원에 속한 역학자가 제약회사로부터 사례금을 받는다면 이것은 이해상충이라고 볼 수 있거나 혹은 최소한 이해상충이 가능한 상황으로 볼 수는 있겠지만 이해상충이 실제로 있는지를 알려면 정보가 더 필요하다.

의사, 간호사 혹은 다른 보건의료전문인이 연구자인 경우 다른 종류의 이해상충이 생길 수 있다. 예를 들어, 임상시험에 환자를 모집할 때 환자 1인당 일정금액을 받는 의사들은 자기이익과 환자와 사회에 대한 의무들 사이에서 갈등상황에 놓일 수 있다. 보건의료전문인들은 전통적으로 자신의 환자들에게 성실의 의무를 가진다. 따라서 만일 환자의 치료 여하를 연구비 지원으로 판가름한다면 랜덤화 임상시험에서 갈등이 생길 수 있다.

이해상충의 존재가 필연적으로 부적절한 일이 생긴 것을 의미하지는 않는다. 예를 들어, 역학 연구의 결과에 대한 재정적 이해관계를 가진 회사에 고용된 연구자들이 책임 있는 연구를 수행하는 경우도 많다. 명성을 누리는 많은 과학자들도 연구결과에 직접적 이해관계를 가진 당사자들로부터 재정 지원을 받는 연구기관에서 일한다.

이해상충 가능성이나 실제적 이해상충 발생에 대한 우려는 사기업이 수행하거나 지원하는 연구에 국한되지 않는다. 예를 들어, 대학이나 재단 같은 비정부기관 역시 과학자들에게 부당한 영향을 행사할 수 있다.

이해상충에 대처할 수 있는 방법에는 여러 가지가 있다. 선물이나 추가 계약 같은 갈등의 원천을 제거하는 것도 가능하다. 또한, 연구자의 생계가 회사 지원에 의존하는 경우 외양상 이해상충으로 보이는 것은 일관된 연구수행의 성과와 양질의 보고서, 객관적 연구를 통해 해결될 것이다. 또 다른 접근은 잠재적 이해상충을 구성하는 관계들을 공개하는 것이다. 그러나 단지 이해상충으로 보이는 경우에만 공개를 필수로 하여야 하는가에 대해서는 여전히 논란이 있다. 그럼에도 불구하고 공개를 통해 공적인 감시(public scrutiny)가 원활해진다.

많은 기업, 정부와 대학은 이해상충에 대응하고 방지하기 위한 정책을 가지고 있다. 고용인이 어떤 회사의 연구를 수행할 때 그 회사의 주식소유 상한을 정하는 경우도 있다. 이런 정책을 신중하게 결정하고 공표해서 기관전체가 실행한다면 이해상충이 발생하기 전에 제거하는 데 크게 기여할 수 있다.

이해상충과 연구지원과 관련된 여러 가지 윤리적 도전을 이하의 사례연구에서 볼 수 있다.

사례 7a

독감백신 제조회사로부터 돈을 받은 정부전문가

영국 정부를 위해 돼지독감 문제의 자문역을 맡아 활동한 바이러스전문가가 제약회사로부터 봉급을 받는 이사였다는 사실이 밝혀졌다. 돼지독감으로 수억 파운드의 수익을 올린 해당 제약회사로부터 따로 봉급을 받고 있었던 것이다(Derbyshire, 2009). 정부가 운영하는 응급상황을 위한 과학자문단(Scientific Advisory Group for Emergencies)에서도 독보적인 전문가로서 참여하고 있었다. 이 자문단에 소속되어 H1N1 독감 바이러스의 전파에 대한 대응계획의 초안을 작성하는 역할을 맡고 있었으면서, NHS에 독감백신과 항바이러스제제를 파는 제약회사의 이사회에 이사 직위를 가지고 연봉 11만 6천 파운드를 받고 있었다. 보건부와 제약회사, 양측은 이해상충이 있다는 사실을 부인하고, 백신과 약품에 대해 논의하는 자문단 회의에는 이 전문가는 불참했다고만 공표했다. 그러나 영국 납세자연맹(TaxPayers' Alliances in Great Britain)의 대표의 말을 인용한 보도에 따르면 "이것은 명백한 이해상충입니다. 납세자와 정부 양쪽에 큰 우려를 불러일으키는 사건입니다. …어느 쪽에도 치우치지 않은 누군가가 나서서 이 위기를 해결해야 합니다."

토론을 위한 질문

1. 이 정부전문가는 어느 정도의 이해상충이 실제로 또는 잠재적으로 있다고 할 수 있는가?
2. 자문단 자문위원들 사이에서의 이해상충을 피하기 위해 또는 이해상충의 발생을 피하기 위해 어떤 정책규정을 갖고 있어야 마땅한가?
3. 정부 전문가의 실제적 또는 잠재적인 이해상충은 자문단의 권고사항이나 H1N1 독감 방역 당국의 정책에 대한 공공의 신뢰를 어느 정도로 침식할 것인가?

참고자료

Derbyshire, D. Government Virus Expert Paid £116k by Swine Flu Vaccine Manufacturers. *Mail Online* (July 27, 2009).

사례 7b

담배업계의 지원을 받은 심혈관연구

지역보건당국과 협력해서 대학의 연구원들이 심혈관질환의 결정요인에 대한 연구를 진행하였다. 연구의 주요 부분에 대한 최초의 자금 지원은 세계보건기구(WHO)로부터 받았다. 담배업계는 그 후에 전체적인 연구에서 담배 관련 연구 프로젝트에 대한 자금을 지원하였다.

연구원들은 곧 그들의 과학적 판단과 담배업계의 지원 요구가 상충한다는 사실에 직면한 것을 알게 되었다. 그러나 책임연구원은 과학적 객관성에 타협하도록 하는 압력에 따르기를 거부하였다.

토론을 위한 질문

1. 연구자들은 심혈관연구에 대한 담배업계의 재정 지원을 수용했어야 하는가? 이러한 상황에서 지원자에 대한 그들의 의무는 무엇인가?
2. 연구자들이 연구를 진행한 기관에서 보건연구에 대한 잠재적 재정 지원처에 대한 제한을 두었어야 했는가?
3. 연구자들이 담배업계로부터 지원을 받는 것에 동의할 때 어떠한 보호수단이 도움이 되었겠는가?

사례 7c

연구비 출처 공개

선도적인 많은 생명의학 관련 저널들이 저자에게 연구비 지원 출처를 편집자에게 밝히라고 요구하는 정책을 채택하였다. 일부 저널은 과학적 보고와 함께 이 정보를 출판한다. 이러한 정책의 숨겨진 의도는 독자에게 실제적이거나 잠재적인 이해상충을 밝히기 위함이다. 이러한 공개가 왜 필요한지에 대한 설명에 따르면, “독자들의 입장에서 누가 연구를 지원하고, 연구의 결론을 얼마나 신뢰할 수 있는지 판단할 때 유용하다."(Sacks et al., 1987). 많은 보건연구들이 연구의 결과에 대해 이해관계를 가지는 당사자로부터 지원을 받는다.

이와 상당히 대조되는 관점은 그러한 편집 정책이 연구자들이 신뢰할만한 사람들이 아니라는 암시를 주고 보고서에 대해 부당한 속단을 하게 한다고 주장한다. Rothman(1991)은 "연구자 특성을 근거로 과학적 연구의 진실성을 속단하는 것은 단연 잘못이다."라고 하면서, "한 사람이 자신의 마음에 있는 숨겨진 편견에 호소함으로써, 다른 사람의 연구결과의 평판을 떨어뜨리는 것은 과학 자체의 열린 비판을 좌절시킨다. 따라서 과학으로부터 주의를 돌려 이해상충의 인식으로 돌리는 것의 아이러니한 결과는 우리가 바라는 객관성 자체를 저해한다."고 하였다.

토론을 위한 질문

1. 과학저널의 편집자는 투고자의 이해상충이나 이해상충이 보이는 것을 확인하는 경우에 어떤 역할을 해야 하는가?
2. 이해상충이 보이는 것에 대해 우려하는 이유는 무엇인가?
3. 지원처 공개 정책은 연구자의 명성을 불공정하게 훼손하는가?
4. 이러한 공개의 결여는 보건정책의 입안을 위한 연구나 메타분석 같은 2차적 분석의 타당성이나 유용성을 저해하는가?

참고자료

Rothman, K.J. The Ethics of Research Sponsorship. *J Clin Epidemiol* (1991):44(I Suppl):25S-28S.

Sacks, H.S., J. Berrier, D. Reitman, et al. Meta-Analyses of Randomized Controlled Trials. *N Engl J Med* (1987):316:450-455.

사례 7d

환경영향평가에서의 이해상충

아프리카개발은행과 지역정부가 공동지원하는 프로젝트에서, 대규모 관개와 배수 프로젝트의 제안이 환경영향평가의 완료시점까지로 착수 시기가 연기되었다. 환경영향평가를 진행하기 위하여 환경역학자들과 외부 컨설팅 회사가 선정되었다. 그들은 프로젝트의 추진 여부를 최종 결정하는 지역기획사무처에 평가결과를 보고해야 했다. 환경영향평가가 당시에는 알려진지 오래되지 않은 혁신이었고 많은 관계자에게 개발의 장애물로 여기던 시절이었다.

환경영향평가를 준비하는 과정에서 연구팀은 지역기획사무처가 맡긴 연구에 착수하기 시작했다. 연구팀이 프로젝트의 수립에 유리한 평가가 나오도록 종용한다는 사실이 역학자에게 분명해졌다. 컨설팅 회사와 하청 회사들이 서둘러 연구에 착수했으나, 연구진행상황의 논의에 적극성을 보이지 않았을 뿐더러 그러려고 하지도 않았다. 그들은 프로젝트에 부정적인 평가를 가져올 수 있는 결과를 무시하는 것으로 보였다.

역학자가 지역기획사무처에 불만을 나타냈을 때 그곳에서는 전체 연구프로젝트를 모니터하고 있고, 지금까지 어떠한 부적절한 일도 발생하고 있지 않다고 안심시켰다. 또한 사무처는 아프리카개발은행에서 수자원 프로젝트 지원을 받게 되면 지역적으로는 상당한 이익이라고 강조했다. 프로젝트가 착수되면 수백 개의 일자리뿐만 아니라 프로젝트 자체와 근로자들의 숙식 필요에 대한 전적인 지원을 받을 수 있는 이점도 있다는 것이다. 기획사무처 직원들은 지역적인 가뭄으로 농작물 작황이 저조하고 기근이 생긴다고 말했다. 사무처 직원들이 역학자들에게 누누이 말하여 분명히 한 사실은 환경영향평가가 프로젝트에 우호적으로 나올 것이라는 희망에 차 있다는 것과, 이번 초기 평가에서 모든 일이 원활하게 되면 프로젝트들의 차후 수행을 기대한다는 것이었다.

이러한 이해상충에도 불구하고 역학자는 최선을 다해서 자기가 맡은 연구를 완료했고 과학적 객관성도 유지하였다. 그는 저조하지만 잠재적인 건강위험의 몇 가지 증거를 발견하였고 그것을 최소화하기 위해 프로젝트의 일부 변경을 제안하였다. 또한 컨설팅회사의 컨설턴트는 일부 변화를 주도록 제안했고, 이 모든 권고사항의 내용이 최종 환경영향평가보고서에 들어갔다. 프로젝트가 애초에 기획한 대로 스케줄에 맞게 지속되었다.

토론을 위한 질문

1. 지역의 개발기획사무처와 같이 개발프로젝트의 이해관계 당사자들이 환경영향평가에 필요한 연구를 감독해야 하는가?
2. 주요 자금지원기관으로서 아프리카개발은행은 환경영향평가로 귀착되는 전체적인 연구의 총체적 성실성을 보장하기 위해서 어떤 책임을 지는가?
3. 비교적 가난한 국가의 사무처직원의 입장에서 개발프로젝트와 관련된 건강위험은 개발의 절박한 필요가 상쇄하고도 남는 것으로 생각될 것이다. 그런 상황에서 누구의 표준을 적용하여야 하는가? 저개발국가의 표준인가, 국제적인 자금지원기관의 표준인가?

사례 7e

정부 지원 연구의 상호심사에 대한 우려

정부 계약을 통해 자금을 지원받았던 한 연구자가 출판 전에 정부지원처에 연구결과 검토용으로 보고서를 제출하였다. 이때 지원처에 제출한 보고서는 재정지원기관과 연구자가 당초 합의한 계약사항이었다. 그러나, 연구자가 자료해석상 의문의 여지가 있다고 한 부분에 대해 지원처쪽에서 결과들을 출판하지 못하도록 했다. 연구자는 그런 비판에 대해 대응할 기회도 얻지 못했다. 이후 연구자는 연구비 지원 승인 신청서에서 신청 근거의 하나로 그때의 연구결과를 사용했다가 지원을 거부당했다. 거부 이유는 모호했고 지원을 다시 받기 위해 어떤 것을 보완하여야 하는지에 대한 제안도 없었다.

토론을 위한 질문

1. 연구자에 대한 상호심사자들과 연구비 지원기관의 의무는 무엇인가, 그리고 그들에 대한 연구자의 의무는 무엇인가?
2. 정부측 지원자들은 이러한 상황에서 실제적인 이해상충을 가지는가?

사례 7f

직업성 폐질환연구의 이해상충

연구자는 산업장 근로자 집단의 폐질환에 대해 정부 지원 연구를 진행하였다. 공무원들은 연구자에게 분진에 직업적으로 노출되어 생기는 폐질환의 위험성 증가를 포함해서 근로자들에게 연구결과를 제공하라고 요청하였다. 회사도 결과제공에 동의했지만 연구자에게 폐질환의 위험성이 흡연에서 높다는 것을 강조하고 직업적인 노출의 역할에 대해서는 덜 강조할 것을 요구했다. 회사는 직업성 폐질환에 이환된 근로자에게 재정적인 보상을 해야 하는 가능성을 포함해서 근로자들과 회사 사이에서 생길 수 있는 곤란한 상황을 피하려는 것이었다. 정부쪽에서는 더 이상 연구비를 지원받을 가능성이 희박해서 후속 연구에 대해서는 회사가 지원해 주기를 바라고 있었다. 따라서 연구비 지원을 바라는 연구자의 입장에서 회사 입장을 존중하지 않았다가 이후의 연구비 수주에 문제가 생길 일을 주저했다.

토론을 위한 질문

1. 이 같은 상황에서 연구자의 전문가로서의 의무는 무엇인가?
2. 근로자들은 질병의 위험성을 포함해서 직업병 연구의 모든 결과에 대하여 정보를 제공받을 권리가 있는가?

추천자료

Angell, M., and J.P. Kassirer. Editorials and Conflicts of Interest. *New Engl J Med* (1996):335:1055-1056.

Anderson, R.E. The Advantages and Risks of Entrepreneurship. *Acadame* (1990):6:9-14.

Association of American Medical Colleges. *Guidelines for Dealing with Faculty Conflicts of Commitment and Conflicts of Interest in Research.* Washington, D.C.: Association of American Medical Colleges (1990).

Association of American Medical Colleges Task Force on Financial Conflicts of Interest in Clinical Research. Protecting Subjects, Preserving Trust, Promoting Progress. II: Principles and Recommendations for Oversight of an Institution's Financial Interests in Human Subjects Research. *Acad Med* (2003):78:237-245.

Bond, G.G. Ethical Issues Relating to the Conduct and Interpretation of Epidemiologic Research in Private Industry. *J Clin Epidemiol* (1991):44(Suppl I):29S-34S.

Bourke, J., and R. Weissman. Academics at Risk: The Temptations of Profit. *Academe* (1990):76:15-21.

Brennan, T.A., D.J. Rothman, L. Blank, et al. Health Industry Practices That Create Conflicts of Interest. A Policy Proposal for Academic Medical Centers. *JAMA* (2006):295:429-433.

Charrow, R.P. Weighing Conflict Solutions to Conflict of Interest. *J NIH Res* (1989):1:138-139.

Friedman, P.J. Controlling Conflict of Interests. *Issues Sci Tech* (1991):8:3032.

Johns, M.M., M. Barnes, and P.S. Florencio. Restoring Balance to Industry-Academia Relationships in an Era of Institutional Financial Conflicts of Interest. Promoting Research While Maintaining Trust. *JAMA* (2003):289:741-746.

Kassirer, J.P., and M. Angell. Financial Conflicts of Interest in Biomedical Research. *New Engl J Med* (1993):329:570-571.

Korenman, S.G. Conflicts of Interest and Commercialization of Research. *Acad Med* (1993):68(Suppl):S18-S22.

Korenman, S.G., and A.C. Shipp. *Teaching the Responsible Conduct of Research Through a Case Study Approach. A Handbook for Instructors.* Washington, D.C.: Association of American Medical Colleges (1994).

Korn, D. Conflicts of Interest in Biomedical Research. *JAMA* (2000):284:2234-2237.

Kreiser, B. R. On Preventing Conflicts of Interest in Government

Sponsored Research at Universities. In: *AAUP Policy Documents and Reports* (7th ed.). Washington, D.C.: American Association of University Professors (1990).

Lo, B., and M.J. Field, editors. *Conflict of Interest in Medical Research, Education, and Practice.* Washington, D.C.: National Academies Press, 2009.

Macrina, F.L. *Scientific Integrity. An Introductory Text with Cases.* Washington, D.C.: American Society for Microbiology (1995).

Marcovitch, H. How Do Potential Conflicts of Interest Confuse Medicine and Public Health? *J Epidemiol Commun Health* (2009):63:608-609.

Marshall, E. When Commerce and Academe Collide. *Science* (1990):248:152-156.

Martin, J.B., and D.L. Kasper. In Whose Best Interest? Breaching the Academic-Industrial Wall. *N Engl J Med* (2000):343:1646-1649.

Porter, R.J., and T.E. Malone. *Biomedical Research: Collaboration and Conflict of Interest.* Baltimore, MD: The Johns Hopkins University Press (1992).

Relman, A.S. Dealing with Conflicts of Interest. *N Engl J Med* (1984):310:1182-1183.

Soskolne, C.L. Epidemiological Research, Interest Groups, and the Review Process. *J Public Health Pol* (1985):7:173-184.

Soskolne, C.L. Epidemiology: Questions of Science, Ethics, Morality, and Law. *Am J Epidemiol* (1989):129:1-18.

Stolley, P.D. Ethical Issues Involving Conflicts of Interest for Epidemiologic Investigators. A Report of the Committee on Ethical Guidelines of the Society for Epidemiologic Research. *J Clin Epidemiol* 1991:44(Suppl I).

Thompson, D.C. Understanding Financial Conflicts of Interest. *N Engl J Med* (1993):329:573-576.

Weinfurt, K.P., M.A. Dinan, J.S. Allsbrook, et al. Policies of Academic Medical Centers for Disclosing Financial Conflicts of Interest to Potential Research Participants. *Acad Med* (2006):81:113-118.

chapter 8

지적재산과 데이터 공유

Intellectual Property and Data Sharing

과학(보건학과 같은 응용과학을 포함)의 역사는 희생, 영웅주의, 관용으로 점철되어 있기도 한 반면, 탐욕, 이기심, 누가 해낸 일인가에 대한 논쟁, 인정, 보상에 관한 에피소드들도 많다. 과학자들의 경쟁과 자부심은 지식의 성장을 활성화하는가 하면 연구자들과 소속기관에 좋지 않은 그림자를 드리우기도 한다. 지적재산권에 대한 논쟁은 종종 분쟁의 핵심이 된다.

지적재산이라는 바로 그 개념은 듣기에 따라서는 모순어법으로 보인다. 재산의 개념이 어떻게 아이디어에 적용될 수 있는가? 지적재산의 절도나 도용은 "소유자"나 창안자가 새로운 아이디어의 사용권한을 빼앗기는 것이 아니다. 잃어버리는 것은 아이디어에 대한 통제권이다. 몇몇 사람들이 아이디어에 대한 커뮤니케이션을 통제하려고 하는 이유도 여러가지다. 명성과 재정적 이익이 아니라면 이것은 종종 인정(예: 누가 아이디어를 처음 창안했는지)과 보상의 문제로 집약된다. 아이디어에 대한 통제권 상실은 통찰력에 대한 적절한 보상이나 단순한 대가를 아이디어의 창안자나 고안자에게서 빼앗아가는 것이다.

그럼에도 불구하고, 과학자 공동체와 일반적인 사회는 학문적 출판과 연구결과의 보급이라는 관습에 의해 강화된다. 따라서 새로운 아이디어를 생각하거나 처음에 고안한 사람들의 권리는 우선 다른 사람의 아이디어 사용에 대한 과도한 제한이나 통제의 필요성과 견주어야 한다.

보건이나 다른 분야에서 과학적인 데이터와 의료정보를 공유하는 관습은 윤리적 갈등을 초래할 수 있다. 연구원들은 재정적 이익을 보호하고 그 분야에서 자신의 지위를 강화하거나, 심지어 다른 사람의 일을 방해하기 위해 데이터를 공유하지 않으려는 동기가 생길 수 있다. 그것이 아닌 경우 연구 참여자들의 잠재적 손해나 위험을 느껴서일 수도 있다. 예를 들어, 역학과 보건 분야에 축적된 데이터에는 주의 깊게 보호해야 할 기밀 정보가 들어 있다.

그럼에도 불구하고 다른 측면에서는, 데이터 공유의 불이행은 귀한 연구자원을 낭비하거나 연구의 가치를 막는 일이 될 수 있다(NIH, 2003).

지적재산과 데이터 공유에 대한 논쟁은 종종 효과적인 의사소통 실패에 의해 야기되거나 악화된다. 연구기관, 개인 연구자와 자금 지원기관은 오해와 갈등을 감소하거나 피할 수 있도록 지적재산권과 데이터 공유에 대한 문서화된 정책을 개발할 필요가 있다.

지적재산 논쟁과 관련된 많은 윤리적 이슈들이 이 장에서 제시하는 사례로 부각될 것이다.

참고자료

Final NIH Statement on Sharing Research Data. NIH Guide (2003). Available at http://grants.nih.gov/grants/guide/notice-files/NOT-OD-03-032.html. Accessed February 26, 2003.

사례 8a

대학 내 동료 간 갈등

발간된 연구 프로젝트가 대규모 역학부서 신임교원의 관심을 끌었다. 그는 관련 분야에서 연구하고 있어서 기업체가 지원한 연구를 완료한 교원으로부터 원자료를 얻는 것에 관심이 있었고 데이터셋의 사본과 프로젝트 코딩 매뉴얼을 받았다.

1개월 이내에 신임교원이 연구비 지원을 받기 위해 바로 그 데이터셋을 제출했을 때 공적인 연구비 지원기관이 해당 데이터셋을 가지고 그와 대등한 다른 데이터베이스를 수립하고 있다는 사실이 드러났다. 이 사실은 데이터셋을 제공한 교원도 알게 되었다. 데이터베이스의 수립은 전체 데이터셋을 가지고 있어야 가능한 일이었다. 전체 데이터셋에 다양한 하위수준의 데이터군이 있었기 때문이다. 데이터셋을 제공한 교원은 연구비 지원신청서의 개발에 참여요청을 받지 못했다.

토론을 위한 질문

1. 초기 데이터셋을 개발한 교원은 애초에 신임 동료교원이 이용할 수 있도록 했어야 했나? 둘 사이에 데이터셋을 어떻게 취급해야 하는지에 대한 명백한 이해가 있어야 했는가? 어떤 점들에 대해 의사소통했어야 하는가? 이런 점들이 문서화되었어야 하는가 아니면 이런 상황에서는 구두로 이해하는 정도로 충분한가?
2. 신임 동료에게 데이터 사본을 건네주기 전에, 자신의 연구를 지원했던 기업체측으로부터 먼저 허락을 받았어야 하는가?
3. 대학기관에서 진행된 기업지원 연구(또는 공공지원 연구)의 데이터 보관과 공유에 대한 교원들의 권리와 책임은 무엇인가?

사례 8b

대학의 학과장에 의한 표절 우려

대학의 젊은 교원은 상호심사과정의 일부로 논문 자료를 빌려달라는 학과장의 부적절한 요청을 받고 고민했다. 학과장은 익명의 심사위원으로서 그 논문을 심사했었다. 젊은 교원은 몇 개월 전 과학 컨퍼런스에서 그 논문이 구두로 발표되었다는 사실을 이미 들어서 알고 있었다. 논문 자료를 빌려달라는 요청을 받은 젊은 교원은 과장이 연구비 지원기관에 제출하려고 하는 연구비 지원신청서를 쓰면서 학과장이 자신의 연구비를 확보하기 위해 허락 없이 논문자료를 표절해서 쓰고 있다고 믿었다. 연구비 지원신청서 초안에 공동연구원 명단에 자신의 이름도 기재되어 있었다.

학과장은 연구비 지원신청서를 준비하면서, 심사 중인 논문의 문헌고찰과 방법론은 물론이고, 논문의 결과까지 사용하려고 했다. 연구비 지원신청서를 작성하는 도중에 학과장은 젊은 교원에게 이 자료를 신청서에 통합해 넣도록 지시하였다.

토론을 위한 질문

1. 젊은 교원은 학과장의 요구에 따라야 하는가? 젊은 교원은 누구의 이익을 보호할 의무가 있는가?
2. 젊은 교원은 학과장과 직접 대면해서 표절에 대해 고민해야 하는가? 아니면, 학과장의 행동을 제3자에게 보고해야 하는가?
3. 이런 상황에서 학과장의 권리와 책임은 무엇인가?

사례 8c

역학연구 설문지의 표절 시비에 의한 소송사례

세계 최초로 과학자의 표절을 유죄로 판시한 소송사례에서 법원은 역학자가 저작권을 침해했고, 기밀유지를 해야 하는 정보를 부적절하게 사용했다고 판정이유를 밝혔다(Swinbanks, 1993).

7년간의 법적 공방은 비흡연 여성의 폐암 발생률 연구를 위한 설문지 개발에 초점이 맞춰졌다. 2년 동안, 2명의 연구원이 14가지 형태의 설문지, 69가지의 핵심 질문과 많은 2차 질문을 포함한 최종 설문지의 초안을 만들었다. 다른 연구비 지원을 받았지만 같은 연구문제에 관해 연구하는 제3의 연구원은 나중에 다른 형태의 설문지 4개 초안을 만들었다. 처음 2명의 연구원들은 제3의 연구원이 그들이 제작한 설문지의 일부를 도용했다고 주장했다. 제3의 연구원은 그의 설문지 사본을 가지고 있는 것은 인정했지만 처음에는 그 사본의 어떠한 부분도 자신의 것인양 사용하지 않았다면서 부인하였고, 언제인지는 모르나 그들로부터 사본을 받았다는 말까지 했다. 나중에야 첫 번째 질문지의 일부 사용을 인정하였다.

법정에서의 증언은 설문지의 유사점과 차이점에 관한 것이었고, 전문가 증언에는 언어학자도 있었다. 권위자 중 한 사람은 역학자들이 설문지에 대한 정보를 공유하고 있고, 설문지가 저작권 보호의 대상이 되는 종류는 아니라고 주장했다.

사태를 복잡하게 한 것은 처음 2명의 연구원 중 한 명이 내부고발자로 곤란한 처지가 되었다는 것이었다. 그녀는 13년 동안 강사로 남아있었던 반면, 그녀의 라이벌은 재판이 진행되는 도중에 승진했다.

토론을 위한 질문

1. 설문지와 같은 학문연구의 도구들의 저작권을 인정하거나 지적 재산으로 보호해야 하는가?
2. 설문지와 같은 정보를 동료들과 공유할 책임은 어디까지인가? 연구자가 공유를 거절하더라도 사용할 수 있는가?
3. 어떠한 종류의 전문적 표준이나 제도상의 정책이 이러한 사례에서와 같은 분쟁을 막기 위해 도움이 되겠는가?

참고자료

Swinbanks, D. Survey Battle Leads to Plagiarism Verdict. *Nature* (1993):366:715.

추천자료

Barrett, M. *Intellectual Property*. Larchmount, NY: Emanuel Law Outlines (1991).

Brody, B.A. Intellectual Property and Biotechnology: The U.S. Internal Experience—Part I. *Kennedy Inst Ethics J* (2006):16:1-37.

Chalmers, I. Underreporting Research is Scientific Misconduct. *JAMA* (1990):263:1405-1408.

Estabrooks, C.A., and D.M. Romyn. Data Sharing In Nursing Research: Advantages and Challenges. *Can J Nurs Res* (1995):27:77-88.

Fayerweather, W.E., S.L. Tirey, J.K. Baldwin, and B.K. Hoover. Issues in Data Sharing and Access: An Industry Perspective. *J Occup Med* (1991):33:1253-1256.

Fienberg, S.E. Sharing Statistical Data in the Biomedical and Health Sciences: Ethical, Institutional, Legal, and Professional Dimensions. *Ann Rev Public Health* (1994):15:1-18.

Fienberg, S.E., M.E. Martin, and M.L. Straf, editors. *Sharing Research Data.* Washington, D.C.: National Academy Press (1985).

Foltz, R., and T. Penn. *Protecting Scientific Ideas and Inventions.* Boca Raton, FL: CRC Press (1990).

Goldman, A.H. Ethical Issues in Proprietary Restrictions on Research Results. *Sci Tech Human Values* (1987):1:22-30.

Goodman, K. Intellectual Property and Control. *Acad Med* (1993):68:S88-S91.

Hogue, C.J.R. Ethical Issues in Sharing Epidemiologic Data. *J Clin Epidemiol* (1991):44(I Suppl):103S-107S.

Korenman, S.G., and A.C. Shipp. *Teaching the Responsible Conduct of Research Through a Case Study Approach. A Handbook for Instructors.* Washington, D.C.: Association of American Medical Colleges (1994).

Macrina, F.L. *Scientific Integrity. An Introductory Text with Cases.* Washington, D.C.: American Society for Microbiology (1995).

Marshall, E. Data Sharing: A Declining Ethic? *Science* (1990):248:952-957.

Miller, A., and R. Davis. *Intellectual Property—Patients, Trademarks, and Copyright in a Nutshell* (2nd ed.). St. Paul, MN: West Publishing Co. (1990).

Neutra, R.R., A. Cohen, T. Fletcher, et al. Toward Guidelines for the Ethical Reanalysis and Reinterpretation of Another's Research. *Epidemiol* (2006):17:335-338.

Yolles, B.J., J.C. Connors, and S. Grufferman. Obtaining Access to Data from Government-Sponsored Medical Research. *N Engl J Med* (1986):315:1669-1672.

chapter 9

연구결과의 출판과 해석

Publication and Interpretation of Research Finding

보건 및 여타 분야에서 과학적 진보의 성과를 들여다보는 한 가지 방법은 과학적 진리가 얼마나 축적되어 있는지, 문제에 대한 해결책들이 나와 있는지, 세계에 대해 배우는 방법의 발전상이 어떠한지 찾아보는 것이다. 이런 발전에 대한 기록의 집성(corpus)은 몇 가지 중요한 기능을 한다. 주어진 시점에서 과학의 위상을 나타내고, 아는 것과 믿는 것을 학자들이 공유하도록 하며 학생들과 사회에 전달하도록 해준다. 또한 새로운 연구가 딛고 나아갈 발판을 제공한다. 뿐만 아니라 과학적 체계는 연구를 수행한 개인과 팀이 연구에 대해 인정을 받도록 해준다. 새로운 연구와 관찰을 완료해서 보고하면 기존 과학체계에 추가되거나 기존의 것을 대체하게 된다. 과학적 체계에는 상충하는 보고와 심지어 모순적인 보고도 들어있을 수 있다.

과학문헌에 대한 기고는 또한 다양한 사회 · 경제적 기능을 한다. 기고가 많거나 질이 높은 것은 일자리를 얻기도 하고, 승진(대학의 정교수자리 확보를 포함한)의 자격이 되기도 하므로 매우 중요하다. 기고로써 재정적 지원과 그 외의 혜택을 얻는 것이다.

이번 논의는 출판과 저술이 과학의 진보에 미치는 중요한 역할에 주안점을 둔다. 또한 출판과 저자표기(authorship)에 대한 논쟁과 논란이 학계와 기업, 정부와 다른 기관의 연구에서 가장 통상적으로 발생하는 이유를 설명한다. 여기에는 중대한 이익이 걸려있을 수 있다.

학생과 현직에 있는 보건전문가는 데이터의 표절(plagiarism), 조작(fabrication)과 위조(falsification)를 포함해서 출판과 저자표기와 관련된 부정행위의 명확한 사례를 인식하여야 한다. 모든 사례에 대한 판단이 명쾌할 수는 없으며, 저자를 지정하고 순서를 매기는 것, 중복 출판을 피하는 것 등에 관한 기준에 대해서는 의식 있는 사람들 사이에서조차 합의가 안될 수 있다는 사실도 알아야 한다. 출판과 저자표기에서의 잘못은 과학적 체계를 욕되게 하거나 오염시킨다. 이것은 연구라는 분야를 저해함으로써 사회와 개인 연구자 모두에게 해가 된다.

과학체계는 부작위(omissions)에 의해서도 부패할 수가 있다. 잘 알려진대로, 출판 편견(publication bias)과 같은 문제는 과학자들과 편집자가 긍정적인(차이가 나는) 결과를 보여주지 못한 연구, 소위 실패한 연구에는 비중을 두지 않을 때 발생한다. 이 때문에 일정한 영역에서 종래의 연구결과를 가지고, 완벽하고 정확한 그림을 그려야 하는 연구자와 정책 입안자를 오도한다. 출판 편견은 특히 메타분석에 해롭다. 메타분석의 수행은 연구자들이 시기적절하고 명확하고 완전한 보고를 제시하기 위한 것이기 때문이다.

곤란한 윤리적인 긴장이 학생과 멘토 사이에 생길 수 있다. 학생 중에는 어떤 노력을 해야 확실하게 공동저자가 될 수 있는지 잘 모르는 경우가 흔하다. 또한 학생을 이용했다는 이유로 멘토가 고발을 당하기도 한다.

출판을 둘러싼 윤리적 갈등은 출판관련 기준과 지침을 제정하여 시행함으로써 줄일 수 있다. 출판과 저자에 대한 기본규칙의 수립은 연구시작 시점에 이루어져야지, 갈등이나 오해가 일어난 다음에 해서는 곤란하다. 그러한 많은 갈등을 다음 사례연구에서 기술한다.

사례 9a

저자표기 문제

(Ronald Prineas와 Kenneth Goodman이 개발한 수업 교재에서 발췌한 사례연구로서, 저자들의 허락을 받아 수정된 형태로 여기에 싣는다.)

새로 임명된 조교수는 그녀의 주임교수에게 생태학적 데이터로 시험할 가설을 제시하고 공동연구로 데이터를 수집하고 분석결과를 보고하자고 제안하였다. 조교수의 간청으로 주임교수가 편지를 써주었고 주임교수의 권위와 명성 덕분에 정부기관과 민간업체로부터 데이터 수집이 매우 신속하게 이루어졌다.

시간이 지나, 보고서에 기재할 데이터 분석결과와 수치가 나왔다. 분석, 수치, 표를 주임교수에게 제출해서 논문 초고가 곧 나올 거라는 운을 떼면서 논평을 부탁했다. 주임교수는 추가적인 분석을 위한 제안은 하지 않았다.

초고의 준비는커녕, 조교수와 주임교수 사이에 논문에 대한 의논이 없이 2개월이 흘렀다. 더구나 조교수가 2주 동안 휴가를 떠났다. 조교수가 돌아왔을 때 주임교수는 자신이 제1저자, 조교수가 제2저자로 된 논문 초안을 제시하였다. 조교수는 제1저자를 빼앗겼다고 느꼈지만 아무 말도 하지 않았다. 조교수는 논문에 대한 형식과 편집 스타일을 바꾸었고 논문의 토론 부분에 추가적인 참고자료와 설명을 더했다. 제출한 논문은 게재 승낙을 받아 출판되었다.

토론을 위한 질문

1. 주임교수나 조교수의 행동은 비윤리적이었는가?
2. 당신이 조교수였다면, 어떻게 했겠는가?
3. 조교수가(논문 제출 전에) 프로젝트를 생각해냈고, 많은 데이터를 수집 · 분석하였기 때문에 그녀가 제1저자가 되어야 한다고 주장한다. 이때 당신이 주임교수의 입장이라면 무엇이라 답하겠는가?

사례 9b

저자표기 순서에 대한 잠재적 갈등

소아암과 부모의 발암물질 노출에 대한 역학연구의 보고서로 인해 잠재적 갈등이 불거졌다. 연구는 대학병원의 역학 분야 계약직 조교수와 그의 감독지원을 받는 박사후보생이 진행하였다. 조교수가 연구를 디자인하고 대학원생을 감독하였으며 원고를 교정하였다. 대학원생은 프로젝트의 관리와 조정을 맡았으며 원고의 대부분을 집필하였다. 조교수는 대부분의 연구를 진행한 대학원생이 제1저자가 되는 것이 합당하다고 믿었다. 그녀가 대부분의 일을 진행했고 그녀의 경력에도 도움이 될 것이기 때문이었다.

주임교수가 연구를 디자인한 조교수의 이름을 첫 번째에 넣어야 한다고 주장했을 때 긴장감이 돌았다. 주임교수는 아무도 모르는 대학원생의 이름보다는 조교수의 이름으로 이런 중요한 연구결과가 출판되는 것이 학과와 대학병원에 이익이라고 주장하였다. 교수승진 대상으로 고려되고 있던 조교수는 제1저자로서 이 논문을 발표한다면 학과에서 자신의 입지가 더 확고해질 것이라고 생각했다. 조교수는 대학원생과 이 문제를 의논했고 현재 학과의 상황에서는 조교수의 이름을 첫 번째로 하는 것이 모두에게 최선의 이익이라는 것에 합의했다. 앞으로의 연구에서는 누가 연구수행에 가장 중요한 역할을 하였나를 토대로, 연구를 시작하기 전에 저자순서를 결정하자는 데에도 합의했다.

토론을 위한 질문

1. 보건연구에서 저자순서를 정하는 데에 어떤 기준을 사용해야 하는가?
2. 연구를 디자인하고 대학원생을 지도한 조교수의 역할이 자신의 이름을 논문의 제1저자로 올리는 것에 대한 정당한 이유가 되는가?
3. 이 사례에서는 실질적인 마찰 없이, 대학원생과 교수 사이의 관계에도 아무런 손상 없이 문제가 해결되었다. 만약 갈등이 발생했다면, 어떤 방법이 공정한 해결책이었겠는가?

사례 9c

학과장에 의한 명예 공동저자 표기 요구

유망한 젊은 연구원이 보건학과에 부교수로 채용되었다. 첫 2년 내에 그녀는 동료와 공동수행한 연구를 토대로 몇 편의 우수한 논문을 썼다. 학과장은 연구가 잘된 것에 대해 좋은 인상을 받고 직위와 연륜을 근거로 자신을 공동저자로 표기할 것을 요구했다. 심지어 만약 자신의 이름이 논문에 오르지 않는다면 자신에게 인사권이 있는 한, 학과 내에서 승진 기회가 없을 것이라는 암시도 하였다. 부교수는 이 문제를 부학과장과 의논했다. 이 쟁점으로 학과장이 부학과장을 한 차례 만난 후에 학과장은 공동저자 표기 "요구"를 철회하였다.

토론을 위한 질문

1. 논문에 전혀 기여하지 않은 학과장도 "명예 공동저자"로 표기해야하는 상황이 있을 수 있는가? 이 사례에서 학과장의 행정적 역할이 논문에 자신의 이름을 올리는 것을 정당화했는가?
2. 보건의료연구에서 공동저자의 명단을 결정할 때 어떤 기준을 사용해야 하는가?
3. 저자표기를 학과장이 요구한 것에 대해 연구자가 부학과장과 만나 의논한 것은 적절한 행동이었는가?

사례 9d

데이터 해석의 허용한계를 넘기라는 압력

역학자, 인구통계학자 등이 수행한 도시사망률 연구는 때때로 사회정책이나 보건의료정책의 형성에 기여한다. 도시계획자들은 도시거주자의 삶의 질을 높이기 위해 연구결과를 활용한다. 역학연구의 사망률 자료는 합리적인 정책수립의 기초를 형성하지만, 공공정책의 수집에 영향을 주는 다른 요인들도 있다. 여기에는 경제적 요인이나 종교적 가치, 정치적 압력이 포함된다.

최근 사례는 역학자 집단이 두 도시의 사망률을 비교하는 연구에 착수했을 때의 일이다. 연구는 환경정책부서의 지원을 받았다. 연구팀에는 역학자와 정부관료, 지방자치단체의 보건관련 부서, 통계학자들이 포함되었다. 연구비를 지원한 도시계획자도 연구에 참여했다.

이러한 학제 간 연구의 진행과정에서 보건의료연구자와 도시계획자들 사이에 갈등이 일어났다. 보건연구자들이 볼 때 도시계획자들은 다양한 건강결정요인 사이의 복잡다단한 상호작용에 대하여 너무나 단순한 해결책을 찾고 있는 것으로 보였다. 연구자들은 과학적인 방법과 추론이 허용하는 한계를 넘어 데이터를 해석해야 할 압력을 느꼈다. 그들의 관점에서는 정책 입안자들이 타당성의 근거가 있는 과학보다는 정치적 편의주의에 반응하는 것으로 보였다. 공동연구자들 역시 서로 다른 학문 분야의 전문용어를 이해하기가 어려웠다.

토론을 위한 질문

1. 결과를 확대해석하거나 과학적 연관성을 지나치게 단순화하라는 압력을 느낄 때 연구자는 어떻게 대응해야 하는가? 역학자와 다른 연구자들이 서로 이해할 수 있는 방법으로 의사소통할 윤리적 책임은 어느 정도까지인가?
2. 역학자들은 그들의 전문 분야 밖에 있는 공공정책기획자, 정책입안자, 정치가와 같은 이해관계 당사자들에게 어떠한 의무를 지는가?

사례 9e

책임연구원의 미심쩍은 데이터 분석

납을 함유한 페인트나 납가루가 입혀진 플라스틱 블라인드가 있는 집에 거주하거나 또는 학교에 다니는 아동들의 납 수치 상승 및 유병률을 알아보기 위한 연구가 있었다. 연구는 정부기관과 민간 컨설팅그룹이 공동으로 수행하였다. 책임연구원은 두 가지 환경에 대한 노출과 납 수치의 상승 간의 상관관계를 입증하려고 노력했다. 적절한 데이터 분석방법을 썼을 때, 연구원들은 어떠한 상관관계도 보여줄 수 없었다. 따라서 책임연구원은 원하는 결과를 얻기 위해 분석방법을 바꾸었다. 젊은 연구원 중 한 사람이 책임연구원의 행동에 반대했지만, 결국 수정한 연구결과를 발표하였다. 젊은 연구원은 정부관료들에게 데이터 분석의 부적절한 방법에 대해 알렸지만 자신이 속한 기관의 명성을 위태롭게 할 수도 있는 강력한 조치를 취하기 꺼려했다. 그러나 책임연구원을 조용히 접촉해서 이 문제에 대한 우려를 밝히자, 책임연구원은 곧 그 프로젝트에서 손을 떼게 되었다.

토론을 위한 질문

1. 책임연구원을 "내부자로서 고발"한 젊은 연구원의 행동은 적절했는가?
2. 부적절한 연구관행에 대한 내부고발과 이에 대처하는 기관이나 정부관료들의 기제로는 어떤 것이 있는가?
3. 젊은 연구원이 제공한 정보에 강력하게 대응하지 못한 정부관료는 적절하게 행동한 것인가?

사례 9f

환경보건연구에서 범위 밖의 값을 빠뜨린 사례

산업장 근로자들이 다이옥신에 대한 노출 농도를 나타내는 특정 바이오마커의 레벨테스트를 시행하였다. 연구디자인이 잘 된 연구를 유럽에서 정부와 기업의 공동지원으로 수행했다. 책임연구원은 연구원 중 한 사람에게 "틀림없이 오류일 것"이라고 지적하면서 결과에서 높은 값을 누락시키도록 지시하였다. 그러나 연구자는 측정치를 바꿀 수 없다고 말하면서 지시를 거부하였다. 연구자는 책임연구원이 연구결과에 대한 강경한 의견을 가진 산업장 대표로 하여금 자신에게 영향력을 끼치도록 해서라도 자신의 객관성을 타협하게 압력을 행사하지 않을까 의심했다.

토론을 위한 질문

1. 책임연구원은 높은 값을 누락시키도록 지시함으로써 데이터를 변경한 것인가 아니면 건전한 과학적 판단을 수행하고 있는 것인가?
2. 이런 상황에서 연구원은 전문가적 책임을 다하기 위해 어떤 조치를 취해야 하는가?

추천자료

Angell, M. Publish or Perish: A Proposal. *Ann Int Med* (1986):104:261-262.

Altman, D.G. Statistics and Ethics in Medical Research: Misuse of

Statistics is Unethical. *Br Med J* (1980):281:1182-1184.

Barrett, K.A., C.L. Funk, and F.L. Macrina. Awareness of Publication Guidelines and the Responsible Conduct of Research. *Account Res* (2005):12:193-206.

Caelleigh, A.S. Credit and Responsibility in Authorship (Editorial). *Acad Med* (1991):66:676-677.

Chalmers, I. Underreporting Research is Scientific Misconduct. *JAMA* (1990):263:1405-1408.

Council of Biology Editors Editorial Policy Committee. *Ethics and Policy is Scientific Publications.* Bethesda, MD: Council of Biology Editors (1990).

Dickersin, K., and Y.I. Min. Publication Bias: The Problem That Won't Go Away. In: Wachter, K.W., and F. Mosteller, editors, *Doing More Good Than Harm: The Evaluation of Health Care Interventions.* New York: New York Academy of Sciences (1993):135-146.

Farthing, M.J. Authors and Publication Practices. *Sci Eng Ethics* (2006):12:41-52.

Freshwater, D. Editors and Publishing: Integrity, Trust, and Faith. *J Psychiatr Ment Health Nurs* (2006):13:1-2.

Fye, W.B. Medical Authorship: Traditions, Trends, and Tribulations. *Ann Int Med* (1990):113:317-325.

Glass, R.M. New Information for Authors and Readers: Group Authorship, Acknowledgements, and Rejected Manuscripts (Editorial). *JAMA* (1992):268:99.

Huth, E.J. Abuses and Uses of Authorship. *Ann Int Med* (1986):104:266-267.

Huth, E.J. Guidelines on Authorship of Medical Papers. *Ann Int Med* (1986):104:269-274.

Korenman, S.G., and A.C. Shipp. *Teaching the Responsible Conduct of Research Through a Case Study Approach. A Handbook for Instructors.* Washington, D.C.: Association of American Medical Colleges (1994).

Macrina, F.L. *Scientific Integrity. An Introductory Text with Cases.*

Washington, D.C.: American Society for Microbiology (1995).

National Academy of Sciences. *Responsible Science, Vol. II: Ensuring the Integrity of the Research Process.* Washington, D.C.: National Academy Press (1993).

Penslar, R.L., editor. *Research Ethics. Cases & Materials.* Indianapolis: University of Indiana Press (1995):3-12.

Relman, A.S. Publishing Biomedical Research: Roles and Responsiblities. *Hastings Center Rep* (1990):20:23-27.

Riesenberg, D., and G.D. Lundberg. The Order of Authorship: Who's on First? (Editorial). *JAMA* (1990):264:1857.

Shapiro, S. The Decision to Publish. Ethical Dilemmas. *J Chron Dis* (1985):38:365-372.

Szklo, M. Issues in Publication and Interpretation of Research Findings. *J Clin Epidemiol* (1991):44:109S-113S.

Wager, E., S. Flack, C. Graf, et al. Science Journal Editors' Views on Publication Ethics: Results of an International Survey. *J Med Ethics* (2009):35:348-353.

chapter 10

보건전문가의 커뮤니케이션 책임

Communication Responsibilities of Public Health Professional

보건윤리에서 가장 큰 도전이 되는 영역 중의 하나가 바로 과학자와 정책 입안자가 위험도와 같은 과학적인 데이터의 공개 범위를 어떻게 설정할 것인가라는 문제다. 암의 원인으로부터 환경 노출, 크로이츠펠트야콥병(Creutzfeldt Jakob disease)과 광우병(mad cow disease)까지 너무 늦게 혹은 너무 일찍 말해서 생기는 영향은 실로 클 수 있다. 이러한 어려움은 공공 정책, 문화 간 커뮤니케이션, 그리고 과학자에 의한 사회적 권리옹호(social advocacy) 등이 겹치는 이슈에서 더 증폭된다.

보건전문가는 항상 "진실을 말해야 한다"는 주장도 특히 진실이 알려지지 않았거나 불확실할 때에는 도리가 없다. 이미 손상이 발생한 이후에 확실한 증거나 자료가 입수되는 경우에는 더욱 도리가 없다.

여기서 문제점은 보건전문가들이 이해관계자들과 직접적인 커뮤니케이션을 하지 않는다는 사실 때문에 생기기도 한다. 보건학적 · 역학적인 결과는 상당히 다양한 뉴스 미디어를 통해서 광범위하게 소통되는데, 보도의 단서는 주로 연구자와 직접 만나거나 학술회의에서의 발표, 상호심사를 거치는 과학문헌 등의 자료원으로부터 얻는 것이 일반적이다.

더 어려운 상황은 잠재적인 건강위험과 실제적인 건강위험에 관해서 쏟아져 나오는 연구결과들이 방대할 뿐만 아니라 상호 모순가능성이 있다고 인식하고 많은 사람들이 상당한 혼란을 느낄 때이다. 그런 상황에서는 정보량이 증가한다고 해서 이해가 나아질지 분명하지 않다.

그럼에도 불구하고 보건의료정보의 공개가 지니는 잠재적 이익은 침묵으로 일관하는 데서 얻은 이익보다 큰 것이 일반적이다. 메시지가 오해를 부를 수 있다는 두려움 때문에 침묵한다면 연구 자체가 저해되고, 신뢰가 떨어지며, 과학적인 분야를 위한 지원 자체를 무너뜨릴 수 있기 때문이다. 보건연구에 의해 영향을 받는 사람들에게 정보를 전할 때에는 적절한 판단을 할 책임이 막중하다. 관련 이해관계 당사자 집단에는 지역사회와 동료전문가와 법정 등이 포함된다.

사례 10a

지역사회연구의 결과를 공유하기 위한 공청회

2005년 8월 29일 루이지애나 주와 미시시피 주 접경지역은 허리케인 카트리나로 인한 강풍과 홍수, 해일 발생으로 막대한 피해를 입었다. 응급상황에 대한 대응 및 복구 기간 동안에 몇몇 비평가들의 발언에도 있었지만, 거의 전례를 찾을 수 없는 이 자연재해로 인해 피해를 입은 주민들 대다수는 빈민, 환자, 노인 또는 아프리카계 미국인이었다(McKeown & Learner, 2009).

카트리나 발생 직후, 잭슨 주립대학(Jackson State University)의 연구팀이 빌록시(Biloxi) 지역을 대상으로 가족 구조와 사회 구조 및 건강지지 구조에 대한 조사를 실시했다. 2009년 7월 25일자, 빌록시-걸프포트 헤럴드(Biloxi-Gulfport Herald)지에는 공청회를 개최하여 허리케인 카트리나의 영향을 파악하고 "차후의 대책"을 검토한다는 기사가 실렸다. 기사에는 공청회에서 연구결과가 발표된다는 내용과 함께, 공청회는 "응급대응이나 재난준비상황을 개선하기 위한 방안을 마련하기 위해 열리는 것으로 토론할 구체적인 내용은 평가계획, 긴급재정보조, 재난생존자에 대한 장기적 대응 등이 포함된다."고 했다. 의료건강관리와 보험, 정신건강도 논의사항에 포함시키고 있는데, 이 사안들은 "카트리나 4주년 후에도 지속적으로 다루어야 하는 쟁점"임을 기사에 명시하고 있었다. 공청회의 일시와 장소를 포함해서 주민들이 필요한 정보를 문의할 수 있는 전화번호도 있었다.

토론을 위한 질문

1. 지역사회와 연구대상집단에 대한 연구자들의 책임은 무엇인가? 조사결과에 대한 정보제공을 포함해서 어떤 책임이 얼마나 있는가?
2. 지역사회 기반 연구를 수행하는 연구자들이 연구대상집단과 연구결과를 공유하고자 할 때 최선의 방법은 무엇인가?

참고자료

Team Ready to Reveal Katrina Study Results. *Biloxi-Gulfport Sun Herald*. July 25, 2009.

McKeown, R.E., and R.M. Learner. Ethics in Public Health Practice. In: Coughlin, S.S., T.L. Beauchamp, and D.L. Weed, editors, *Ethics and Epidemiology* (2nd ed.). New York: Oxford University Press (2009):147-181.

사례 10b

인과관계에 관한 전문가 증언과 법정에서 역학자의 역할

산업역학자는 산업장의 노출과 질병발생 사이의 관계를 판단한다. 연구에서 얻는 정보는 심의위원회와 사법 체계를 통해서 근로자에 대한 산재보상과 제3자 배상책임 등의 문제를 다룰 때에 활용된다. 직업관련 질환의 원인이 쟁점이 될 때 산업역학자와 직업병 전문의들이 종종 전문가 증언 요청을 받는다. 그러나 많은 역학연구가 원인에 대해 결정적인 증거를 내놓지 않는다는 것이 문제이다.

일반인들에게 병인의 불확실성과 역학 개념들을 전달하기 어렵기 때문에 전문가로서의 행동에 관해 윤리적 딜레마가 생길 소지가 있다. 한 가지 예로, 최근 산업시설에서 암사망률이 높아졌다는 주장에 대한 소송사례에서 역학자 한 명이 전문가로서 증언했다. 그 공장은 이미 근로자들이 상당한 농도의 석면에 노출되어 있음에도 불구하고 보호를 제대로 하지 않은 전례가 있었다. 전문가 증언팀은 암으로 사망한 퇴직 근로자의 가족을 대변하는 변호사를 구성했다. 이 팀에는 검시관, 직업병 전문의, 산업장 엔지니어와 화학자, 역학자가 있었다.

석면에 노출되었던 근로자 코호트를 대상으로 후향적 암사망률 연구를 수행했다. 적은 수의 예상 사망자 수가 있었으나 늑막 중피종(pleural mesothelioma)으로 사망한 일은 알려진 바가 없었다. 4건의 사망 관찰건수를 토대로 한 폐암 사망의 예상치에 대한 관찰건수의 비(observed-to-expected ratio, O/E)는 1.2였다. 이 값이 1.0이면 연관성이 없는 것을 뜻한다. 소화기계통(식도, 위, 대장을 포함한)의 암으로 인한 사망의 O/E 비율은 약 2.0이었다(6.1의 예상치에 관측치가

12건 발생). 소화기계통의 암사망이 2배나 증가된 것으로 보였지만, 사실 통계적 의미는 경계선에 있었다. 이런 자료에 근거해서 이 산업장에서의 석면 노출이 관찰된 암사망 사례들의 원인인지 의견을 제시하라는 요청을 역학자에게 해왔다.

역학자는 다른 요인들도 있지만 상당한 건수의 과학적인 증거가 중피종(mesothelioma)과 폐암의 원인으로, 산업장에서의 석면 노출이 증거가 될 수 있다고 보았다. 과학적 증거의 비중이 말해주는 것은 연구들마다 결과가 일관되지는 않으나 석면 노출이 소화기계통의 암을 일으킬 수 있다는 것이다.

토론을 위한 질문

1. 석면에 대한 노출이 관찰된 암사망의 원인인지 여부에 대하여 역학자는 어떠한 의견을 제시했어야 하는가?
2. 진실을 말하고 원인에 대한 과학적 증거의 불확실성을 설명해야 할 필요성과 사망한 근로자의 가족에 대한 적절한 보상을 확보할 필요성을 역학자는 어떻게 비교해야 하는가?
3. 역학자가 역학연구의 제한점과 관찰연구(비실험적인) 데이터로부터의 인과적 추론의 잠재적인 취약점을 어느 정도까지 설명해야 할 책임이 있는 것인가?

사례 10c

소아암 연구결과 공개 지연에 대한 염려

한 지역사회의 시민들 사이에 소아암의 발생률 증가에 대한 우려가 퍼지게 되었다. 이에 대응해서 대학기반 연구자들이 소아암과 산업시설 근처 거주와의 상관관계에 대한 연구에 착수했다. 계약서의 합의에 따라 정부기관으로부터 연구비를 지원받았다.

연구자들은 적절한 시기에 지역사회의 시민들에게 연구결과를 보고하려고 하였다. 그러나 연구가 끝나자마자 결과를 발표하려는 연구자와 발표 시점을 연기하라는 연구비 지원기관 사이에 갈등이 발생했다. 보고서의 공개는 연기되었다. 연구자들은 발표 지연이 정부기관 내부의 이해상충의 결과라고 생각했다. 관료제의 비효율성 또한 하나의 요인이었을 것이다. 정부기관이 결과 공개에 동의하게 된 것은 영향력 있는 연구자가 강력한 로비를 한 후였다.

토론을 위한 질문

1. 지역사회의 시민들과 연구비 지원기관에 대한 연구자의 의무는 무엇인가?
2. 어떤 조건에서 지역사회 시민을 위한 권리옹호가 허용되거나 또는 의무가 되는 것인가?
3. 연구결과 공개시기 결정에 있어서 연구자가 연구비 지원기관과의 서면합의가 없는 상황에서 연구를 진행해야만 했었는가?

사례 10d

드라이클리닝 근로자들에 대한 연구에서 연구 참여자들에게 결과를 고지할 의무

드라이클리닝 과정에서 과염소에틸렌(perchloroethylene)에 노출되어 건강위험이 있을 가능성에 대한 연구를 위해서 지역 보건당국이 환경 역학자와 산업 역학자들로 연구팀을 구성하였다. 역학자들은 소수의 근로자 집단의 색각에 있어서 신경학적인 초기 변화에 대한 증거를 발견했다. 이따금씩 비교적 다량의 과염소에틸렌 증기에 노출이 되면 색각의 일시적 상실이 유발된다는 가설을 세웠다. 사실 이 정도의 증기에 대한 노출은 기존의 안전수칙을 지키기만 해도 피할 수 있는 수준이었다. 연구팀은 관련 회사에 결과를 제출했지만 개별 근로자에게는 알리지 않았다. 역학자들은 고농도 노출이 일어나지 않도록 기업주들이 노력을 하고 있으니, 굳이 근로자들에게 경고할 필요가 없다고 믿었다. 확실성이나 정확성이 큰 결론을 끌어내기에는 표본의 크기가 충분하지 않았기 때문에 연구자들은 예비 연구결과를 널리 유포해서 관련 회사에 손해를 입힐 일까지 감행하는 것이 무책임하다고 생각한 것이다.

8주 후에, 몇 명의 근로자들이 색각의 완전한 상실, 흐릿한 시각, 두통을 호소하며 입원하는 일이 벌어졌다. 주치의는 시각손상이 영구적이라고 보았다. 연구팀이 일시적인 영향이라고 가정했던 것이 일부 근로자에게는 장기적인 악결과로 드러나게 된 것이다.

토론을 위한 질문

1. 연구자들은 과염소에틸렌((perchloroethylene)의 노출이 해로울 수 있는 가능성을 드라이클리닝 근로자들에게 경고했어야 하는가?
2. 연구 참여자에게 잠재적 위험에 대한 고지 여부를 결정하는 데 고려하여야 하는 요인은 무엇인가?

사례 10e

한 지역사회 농산물의 중금속 오염

일상적으로 소비하는 식품의 중금속 함유량을 알아보기 위한 연구가 한 지역사회에서 진행되었다. 대학 연구팀은 정부기관에서 연구비를 지원받았다. 연구자들은 지역농업협동조합이 재배하는 야채류에서 상당히 높은 농도의 중금속을 발견하였다. 연구자들은 연구결과를 공개하길 원했지만 정부 지원기관은 지역사회의 잠재적인 경제적 파급효과를 우려했다. 연구자들은 지역농협이 문제점을 듣고 토양(그리고 결과적으로는 농산물)에 있는 중금속량을 감소시킬 기회를 사전에 가질 수 있도록 하면서 결과 공개를 미루었다. 연구결과를 공공에 알리는 일을 이런 식으로 연기하는 것은 대중의 공황상태를 예방하고 지역사회의 경제적 이익을 보호하려는 의도였다.

토론을 위한 질문

1. 중금속 오염의 영향을 입는 지역사회에 대한 연구자들의 의무는 무엇인가? 연구비를 지원한 정부기관에 대한 의무는 무엇인가?

농협에 대해서는 어떠한가? 연구자는 이 의무를 어떻게 이행하여야 하는가?

2. 연구자들은 부정적 영향을 입을 것이 우려되는 지역사회에 결과 발표를 연기함으로써 연구결과를 적기에 알릴 의무와 타협한 것인가?
3. 연구자는 우선 누구에게 결과를 알려야 하는가? 연구비를 지원한 정부기관, 농협, 지역사회, 과학자 집단 중 누구인가? 연구자들은 결과를 지역사회에 공개하기 전에, 엄정한 상호심사를 위해 보고서를 제출했어야 하는가?

사례 10f

석면의 건강위험에 대한 정보 공개

석면에 대한 환경적 노출은 많은 나라에서 중요한 보건문제가 되었다. 석면의 건강위험과 관련한 많은 역학적 증거는 직업적으로 노출되는 근로자와 그 가족에 대한 연구에서 나왔다. 근로자들이 비교적 높은 농도의 석면에 노출되었기 때문에 특정 비직업적 환경에서의 공기 중 석면농도의 건강위험에 대해서는 상당한 불확실성이 있었다. 몇몇 국가에서는 아동과 시설 관련인에 대한 위험을 최소화하기 위해 석면을 학교와 여타 공공건물로부터 제거하였다.

공립학교 한 곳은 이런 우려를 부각시키면서 석면노출의 잠재적 위험과 석면 제거의 필요성에 대한 보건메시지를 개발하는 사업을 후원하였다. 사업비는 국가보건제도와 비영리 민간단체가 공동으로 지원하였다. 보건메시지의 개발을 맡은 전문가팀은 직업병 전문의, 역학자, 심리학자, 보건교육가, 교사와 관내 기술학교의 학생들이었다.

얼마 지나지 않아 석면 위험 정보메시지를 만드는 과정에서 몇 가지 어려움이 생겨났다. 한편으로는 석면 제거의 잠재적 위험과 이익에 대한 과학적 불확실성, 다른 한편으로는 대중에게 명확하고 결정적인 정보를 전달하여야 할 필요와 관련된 문제들이었다. 현재 공공건물에 들어있는 석면 문제를 어떻게 해결해야 하는가에 대해, 전문가들 사이에 갈등이 있었다. 보건전문가팀은 과학적으로 불확실성이 존재하는 상황에서 건강위험을 커뮤니케이션하는 최선의 방법을 찾아내야 하는 문제에 직면했다.

토론을 위한 질문

1. 위험에 대한 과학적 불확실성과 위험을 최소화하는 최선의 방법에 대한 과학적 불확실성이 있을 때 잠재적 건강위험에 대해 대중에게 어떤 정보를 전달해야 하는가?
2. 주어진 과학적 불확실성의 조건에서 석면 제거로 얻을 수 있는 이익에 관해 대중에 정보 공개를 보류하는 것은 지나치게 간섭주의적(paternalistic)인가?

사례 10g

영국의 광우병에 관한 언론 보도와 그에 따른 소비자 공황

영국 소의 뇌에 병변발생이 있다는 과학적 보고와 "광우병(mad cow disease)"에 대한 대중적인 언론 보도가 맞물려서 140만의 영국 가구가 1995년 후반에 소고기 구입을 중단하는 사태가 발생했다. 영국 정부는 식품 공급의 안전성에 대하여 사람들을 안심시키고 동물의 질병과 크로이츠펠트야콥병(Creutzfeldt Jakob disease)이라고 하는 사람에게는 치명적이고 드문 신경학적 질환 사이에 어떠한 연관도 확인되지 않았다는 점을 명시하는 다량의 성명서를 발표하였다(Boffy, 1996).

영국에 대략 1,180만 마리의 소가 있었다. 1992년에 주당 900~1,000건의 사례였던 소의 뇌병변 발생이 1995년에는 주당 약 300건으로 감소하였다. 역학자들은 사람에게서의 크로이츠펠트야콥병이 아직은 적지만, 영국에서 증가하고 있다고 발표하였다. 이러한 추세에 대한 역학자들의 우려가 대중지에 보도되었다. 소고기 업계에서는 소의 뇌병변과 아무런 연관이 없다고 부인하면서, 미디어의 선정주의를 비판하였다(Darnton, 1996).

이후 1996년 초에는 에딘버러의 연구자들이 크로이츠펠트야콥병의 변이형이 10명의 환자에게서 발견되었다고 보고했고, 그 10명의 환자가 1989년 소고기와 소뼈에 대한 금지령이 포고되기 이전에 감염된 소고기를 먹은 것이 가장 가능성이 높은 원인이라고 결론지었다. 사실 그것에 대한 증거는 없었다. 다른 과학자들도 광범위하고 치명적인 전염성을 경고했다.

65억 달러에 달했던 영국 소고기 산업의 일시적 붕괴가 잇따랐고, 유럽연합에서의 현저한 긴장(소고기 소비 20~30% 감소, 영국 소고기 관련식품에 대한 완전 수출금지)과 멀리는 북남미까지 우려의 증거가 있었다. “위기”, “붕괴”, “파국” 등으로 다양하게 언급된 이 사례는 원래 과학 보고였던 것이 대중지에 실리고 영국 정부가 이를 처리한 방식 때문에 훨씬 더 극적인 양상을 띠었던 사례이다.

토론을 위한 질문

1. 일부 보건 보고서는 많은 사람들의 삶에 영향을 줄 수 있는 경제적 결과를 낳는다. 역학자와 보건관료는 동료와 정부기관들, 언론매체와 정보를 커뮤니케이션할 때 어떤 요인을 고려하여야 하는가?
2. 역학자와 보건관료는 연구결과가 언론에 전달되어 해석되면서 생길 수 있는 가능한 결과를 고려해야 하는가?
3. 건강위험을 평가하고 해석하는 데 있어 위험과 과학적 불확실성에 대한 대중의 이해를 어떤 식으로 참작하여야 하는가?

참고자료

Boffey, P.M. Are the Mad Cows Bad Cows? *The New York Times.* (March 29, 1996):A12.

Darnton, J. Fear of Mad-Cow Disease Spoils Britain's Appetite. *The New York Times.* (January 1, 1996):A1.

Darnton, J. Europe Orders Ban on British Exports of Beef Products. *The New York Times.* (March 28, 1996):A1, A8.

사례 10h

아동 및 청소년을 상대로 한 식품광고에 관한 정부 조사

2008년 7월 29일, 연방거래위원회(federal trade commission, FTC)는 미국 전역에서 아동 및 청소년에 대한 식품광고에 대한 조사 결과를 발표하였다. 44개의 식료품 광고주들이 12세 미만의 아동과 12세 이상, 17세 미만의 청소년을 상대로 한 광고에 투입한 비용이 2006년 한 해 동안 16억 달러에 달하는 것으로 나타났다. FTC 조사에 의하면 청소년을 대상으로한 식료품 광고는 주로 종래의 텔레비전과 포장, 판매점 내 광고, 경품추첨 이벤트, 인터넷 등의 수단을 아우르는 방식을 쓴다고 한다. 아동들에게 어필하는 영화나 텔레비전 쇼 프로그램이나 만화 캐릭터 등 80여 편의 홍보에 식료품을 엮어서 홍보하는 이른바 교차홍보(cross-promotion)에도 2006년에 2억 8백만 달러를 들였다고 한다. 식품 제조업자들 중에서 자율규제 의사를 밝히는 경우 또는 불건강한 식품을 12세 미만 아동에게 광고하지 않겠다는 서약을 하는 경우가 늘어나고 있는 추세이긴 하지만, 성인을 주고객으로 하는 수많은 광고에도 아동 및 청소년이 노출되고 있다. 정부의 조사 결과를 볼 때 아직 개선의 여지가 많지만, 연방거래위원회와 보건복지부의 공동 후원으로 2005년 개최한 "마케팅, 자율규제 그리고 아동비만(Marketing, Self-Regulation and Childhood Obesity)" 이후로 상당한 진전을 보인 것으로 나타났다.

토론을 위한 질문

1. 정부기관이 수행 또는 지원한 연구조사와 그러한 연구보고서의 출간에 이은 매체의 보도는 보건 증진에 도움이 얼마나 도움이 되는가? 아동을 포함한 취약 인구의 이익에 얼마나 도움이 되는가?
2. 자율규제 방식은 기업체를 독려하여 아동과 취약 인구의 건강 보호에 기여하게 하는 데에 얼마나 효과적인 전략이 될 수 있는가?

참고자료

Federal Trade Commission. Marketing Food to Children and

Adolescents: A Review of Industry Expenditures, Activities, and Self-Regulation. Available at http://www.ftc.gov.

추천자료

Black, B., and D.E. Lilienfeld. Epidemiologic Proof in Toxic Tort Litigation. *Fordham Law Rev* (1984):52:732-785.

Christians, C., and M. Traber. *Communication Ethics and Universal Values.* Thousand Oaks, CA: Sage Publications (1997).

Cole, P. The Epidemiologist as an Expert Witness. *J Clin Epidemiol* (1991):44:35S-40S.

Collins, J.J., and P.R. Conner. Communication to Workers of Epidemiology Study Results: An Industry Approach. *J Occup Med* (1994):36:169-173.

Cothern, C.A., editor. *Handbook for Environmental Risk Decision Making: Values, Perceptions, & Ethics.* Boca Raton, FL: CRC Press (1996):103-113.

Deck, W., and T. Kosatsky. Communicating Their Individual Results to Participate in an Environmental Exposure Study: Insights from Clinical Ethics. *Environ Res* (1999):80:S223-S229.

Dickert, N., and J. Sugarman. Ethical Goals of Community Consultation in Research. *Am J Public Health* (2005):95:1123-1127.

Fernandez, C.V., E. Kodish, and C. Weijer. Informing Study Participants of Research Results: An Ethical Imperative. *IRB* (2003):25:12-19.

Guttman, N. Public Health Communication Interventions. Values and Ethical Dilemmas. Thousand Oaks, CA: Sage Publications (2000).

Higginson, J., and F. Chu. Ethical Considerations and Responsibilities in Communicating Health Risk Information. *J Clin Epidemiol* (1991):44(I Suppl):51S-56S.

Jamieson, D. Scientific Uncertainty: How Do We Know When to Communicate Research Findings To The Public? *Sci Tot Environ* (1996):184:103-108.

Jonsen, A.R. Ethical Considerations and Responsibilities When Communicating Health Risk Information. *J Clin Epidemiol* 1991:44 (I Suppl):69S-72S.

National Institute for Occupational Safety and Health. NIOSH Pocket Guide to Chemical Hazards. Washington, D.C.: U.S. Department of Health and Human Services (1990).

Poole, C., and K.J. Rothman. Epidemiologic Science and Public Health Policy (Letter). *J Clin Epidemiol* (1990):43:1270.

Pujolar, A.E., C. Gonzalez, A. Agudo, et al. Information About Occupational Exposure to Asbestos Given to Cases in an Etiological Study: Ethical Aspects. *Eur J Epidemiol* (2001):17:1-6.

Rosenstock, L. Protecting Special Interests in the Name of "good Science." *JAMA* (2006):295:2407-2410.

Rothman, K.J., and C. Poole. Science and Policy Making (Editorial). *Am J Public Health* (1985):75:340-341.

Sandman, P.M. Emerging Communication Responsibilities of Epidemiologists. *J Clin Epidemiol* (1991):44 (I Suppl):41S-50S.

Schulte, P.A. Ethical Issues in the Communication of Results. *J Clin Epidemiol* (1991):44 (I Suppl):57S-61S.

Schulte, P.A., and M. Singal. Ethical Issues in the Interaction with Subjects and Disclosure of Results. In: Coughlin, S.S., and T.L. Beauchamp, editors, *Ethics and Epidemiology*. New York: Oxford University Press (1996):178-196.

Soskolne, C.L., D. Lilienfeld, and B. Black. Epidemiology in Legal Proceedings in the United States. In: Mehlman, M.A., and A. Upton, editors, *Advances in Modern Environmental Toxicology,* vol. XXII. *The Identification and Control of Environmental and Occupational Diseases: Asbestos and Cancers.* Princeton, New Jersey: Princeton Scientific Publishing Company, Inc. (1994):101-115.

Spivey, G.H. Health Risk Communication—A View from Within

Industry. *J Clin Epidemiol* (1991):44 (I Suppl):63S-67S.

Wartenberg, D. *Epidemiology for Journalists.* Los Angeles: Foundation for American Communications (1994).

Weed, D.L. Science, Ethics Guidelines, and Advocacy in Epidemiology. *Ann Epidemiol* (1994):4:166-171.

Winsten, J. Do's and don'ts in Dealing with the Press. *Epidemiology Monitor* (1996):17:10-11, 15.

Yankauer, A. Science and Social Policy. *Am J Public Health* (1984):74:1148-1149.

chapter 11

보건사업과 보건관리

Public Health Practice

대부분의 나라에서 전염성 질병의 확산을 막는 보건의료조치는 정부의 규정과 법률을 근거로 한다. 예를 들어, 보건의료 공무원이 레스토랑의 주방을 검열하고 필요시 대중을 보호하기 위해 레스토랑을 폐쇄할 수 있는 법적 권한을 위임받는다. 특정 여건에서는 보건의료관리자가 지역사회의 건강을 위험에 빠지게 하는 개인을 격리할 수도 있다.

이러한 활동을 할 때 보건의료 공무원은 이동의 자유에 대한 권리, 프라이버시 존중과 같은 개인의 자유에 대한 권리, 공공의 복지를 증진할 필요성을 비교 평가해야 한다. 그러나 보건의료법에서는 선행과 공리(효용)의 원칙이 종종 자율성의 원칙보다 더 중시된다. 상수도의 불소첨가프로그램(상수도불소화사업)은 선택에 대한 개인의 자유보다 공동선이 우선하는 보건의료 개입의 사례이다. 마찬가지로 많은 지방자치단체에서는 소화기관 관련 질병의 전염을 예방하기 위해 공동 식수원을 관리한다. 다른 예로는, 전염병 보고, 질병 등록 및 감시 체제, 아동의 질병 예방을 위한 예방접종사업, 성병 규제를 위한 추적 조사의 보고에 대한 법적 의무가 있다.

보건의료법은 종종 에이즈, 결핵, 성병과 같은 전염병뿐만 아니라 관상동맥 심장질환, 당뇨, 암 등의 만성질환과 그 외의 선천적인 결함이나 고의에 의한 혹은 그렇지 않은 상해들을 망라한다. 예를 들어, 암의 감시 등록은 세계 각국의 법률에서 필수로 규정한다. 기밀유지를 위해서 이러한 등록과 감시제도 영역에 속하는 데이터는 무단 접근으로부터 엄격하게 보호하여야 한다.

그러한 권한을 부여받은 보건전문가는 일반적으로 예방의학, 역학, 세균학, 그리고 다른 관련 분야에서 훈련을 받은 인적 자원이다. 그들은 최신의 과학적 정보를 섭렵해서 보조를 맞추면서 공중의 건강을 보호하여야 하며, 정치경제적 이익과 지역사회의 이익에 이해관계 당사자가 되는 정책입안자와 입법자들에게 정보를 제공해야 한다.

HIV나 암 검진을 장려하는 정부 캠페인과 같은 보건의료교육프로그램은 윤리원칙이 상충할 수 있는 보건의료 실천의 또 다른 영역이다. 여기서도 목적은 공공복지의 증진이다. 예를 들어, 검진을 받도록 장려하는 것이다. 이때 윤리적인 부분은, 건강한 생활양식에 적응하도록 조장하거나 강요하지 않음으로써 개인의 인격적 자율성을 존중할 필요성이다. 따라서 검진의 잠재적 이익뿐만 아니라 잠재적 위험이나 해악에 대한 정보도 제공하여야 한다. 잠재적 위험이나 해악에 대한 정보는 검진을 하는 시점이 되어서야 제공하는 예를 종종 볼 수 있다.

보건의료실천에서의 윤리적 이슈들은 에이즈의 예방과 치료에 따르는 윤리적 이슈들을 검토하는 16장에서 더 논의된다. 보건의료실천의 다른 영역에서 일어나는 많은 윤리적 갈등이 이어지는 사례들에서 나타난다.

참고자료

Langmuir, A.D. The Epidemic Intelligence Service of the Centers for Disease Control. *Public Health Rep* (1980):95:470-477.

Thacker, S.B., and R.L. Berkelman. Public Health Surveillance in the United States. *Epidemiol Rev* (1988):10:164-190.

사례 11a

오염된 지하수에 대한 지역사회의 우려와 관련된 윤리적 문제점

농촌 지역사회에서, 매우 치명적인 농업용 살충제로 인한 지하수 오염 가능성에 대한 우려가 생겼다. 지하수는 지역사회 식수의 주요 수원지였다. 오염된 우물을 소유한 지역사회 주민들에게 물을 마시지 않도록 권고하였다(Wartenberg, 1996).

오염 정도를 확인하기 위해서 지방자치단체가 표본조사 프로그램을 기획하였고 연방정부의 지원을 받았다. 주민들은 자기 소유 우물의 시험결과와 지하수 오염의 지역적 패턴에 대한 정보에 접근할 권리를 부여받았다. 지역적 패턴에 대한 자료는 수많은 우물을 조사해서 얻은 집합적인 자료였다. 우물 소유주가 아닌 주민들(그리고 그들을 위하여 일하는 환경 과학자들)은 지방자치단체 관리자가 기밀성에 대한 우물 소유자 개인의 권리를 보호할 의무는 있으나, 자신의 구역에 속한 우물에 대한 개별적인 검사결과에 대한 접근 권한이 없었다. 자신이 이용하는 우물의 검사결과에 대한 구체적인 정보가 부족해서 주민들은 우물이 오염되었을 가능성을 판단하기 어려웠다. 이러한 불확실성은 데이터를 적절하게 분석해내는 지방자치단체의 역량에 대한 회의론이 발생했을 때 가중되었다.

토론을 위한 질문

1. 오염된 우물을 소유한 주민은 기밀성에 대한 권리를 가지는가? 이러한 데이터의 공개로 어떠한 위험이나 잠재적 해악이 발생할 수 있는가?
2. 이 지역사회의 특정 주민들을 위해 일하는 환경 과학자들은 개인 우물에 대한 시험 데이터를 공개하도록 요구했어야 하는가? 아니면 지방자치단체 관리자가 보다 엄격한 정밀조사를 요청했어야 하는가?

참고자료

Wartenberg, D. Ethics in Community-Based Environmental Epidemiology and Public Health Practice: Some Considerations. *Sci Tot Environ* (1996):184:109-112.

사례 11b

노년층의 암 화학요법 프로토콜에 대한 접근

(Douglas Weed와 Steven Coughlin이 작성한 사례연구로서, 출판사 Marcel–Dekker, Inc.로부터 허락을 얻어 실었다.)

주 보건부의 프로그램 기획자들은 노년층 암환자들이 암 화학요법 프로토콜에 대한 접근을 막을 가능성이 있는 장벽을 확인하였다. 태도의 장벽과 보건의료체계 장벽, 지식관련 장벽 등이다. 많은 화학치료 프로토콜은 노년층을 제외시키는데, 이로 인해 이 연령층에 대한 효과나 잠재적인 부작용 관련 정보가 부족해진다. 또한 노년층 환자들 편에서도 지식 부족, 의사에 대한 불신, 암에 대한 숙명론적 태도 때문에 잠재적으로 효능이 있을 치료를 꺼리게 되는 면도 있다. 지역사회 의사들 편에서도 역시 이 연령대의 합병증과 화학요법 제제의 독성에 대한 우려 때문에 적극적으로 치료하지 않거나 노년층 환자들은 암센터로 의뢰하지 않을 수가 있다. 게다가 적극적이지 않은 치료를 권하다 보니 때로는 유방암과 같은 종양은 노년층 환자에게서는 양성일 확률이 높다는 잘못된 믿음을 심어주기도 했다. 이러한 연령관련 편견은 노년의 환자들에게서 최고 수준의 치료 진행 상태에서의 예후도 좋지 않게 한다.

이러한 장벽을 극복하기 위한 지역사회기반 개입을 구상할 때 프로그램 기획자들은 지역사회에 있는 기존 가용자원이 불충분해서 잠재적으로 살릴 수 있는 암 화학요법 프로토콜에 모든 노년환자를 등록시킬 수 없다는 사실을 발견하였다. 게다가 지역사회 의사들의 저항에 직면하였다. 의사들은 그 환자들을 위한 치료 결정을 하는 데 가장 좋은 위치에 있다고 생각하고 있었고, 경우에 따라서는 환자들과 잠재적 수익을 잃을 수 있다는 두려움을 느끼기도 했던 것이다.

토론을 위한 질문

1. 가용자원이 제한적이라는 사실 때문에 프로그램 기획자들은 고위험군 혹은 고령의 아프리카계 미국인들과 같은 소외집단만을 목표로 해야 하는가 아니면 모든 노년환자들에서 화학요법 프로토콜에 대한 접근을 개선하도록 해야 하는가?
2. 보건부는 일부 지역사회 의사들과 병원이 반대하더라도 암환자들에게 다른 병원으로 의뢰하거나 교육자료를 직접 제공하는 일을 해야 하는가?

3. 공적인 개입의 수행 여부를 고려할 때 프로그램 기획자들은 반드시 예산상의 제약을 고려해야 한다. 재정자원을 배분할 때에 여기 제시된 것과 같은 노년층의 암 억제사업과 다른 인구집단에게 이익이 될 수 있는 보건의료사업, 예를 들어, 에이즈 예방, 유아 사망률이나 살인을 감소시키는 프로그램들 사이에서 재정의 분배는 어떻게 결정해야 하는가?

참고자료

Weed, D.L., and S.S. Coughlin. Ethics in Cancer Prevention and Control. In: Greenwald, P., B.F. Kramer, and D.L. Weed, editors, *Cancer Prevention and Control.* New York: Marcel-Dekker (1995):497-507.

Hunter, C.P., R.W. Frelick, A.R. Feldman, et al. Selection Factors in Clinical Trials: Results from the Community Clinical Oncology Program Physician's Patient Log. *Cancer Treat Rep* (1987):71:559-565.

Chu, J., P. Diehr, P. Feigl, et al. The Effect of Age on the Care of Women with Breast Cancer in Community Patients. *JAMA* (1987):257:2766-2770.

사례 11c

상수도수 염소첨가의 위험과 이익

라틴 아메리카 국가의 정부 연구자가 발표한 연구에서 공공 급수의 염소소독이 가져올 위험과 이익에 대한 의문이 제기되었다. 콜레라 전염을 막기 위한 이전의 노력에서부터 지금에 와서는 살균처리제로 염소가 도입되었다. 이러한 보건의료조치는 콜레라와 설사병의 발생률을 감소시키는 결과를 가져왔다. 연구자들은 몇 년 동안 염소소독 수돗물을 공급받은 집단에서 방광암의 발생률과 유병률이 증가했다고 단정지었다. 아직까지는 방광암의 위험증가가 염소소독 수돗물의 소비에 기인하는지를 알아보기 위한 연구가 전무했다. 산업 폐기물에 의한 공공 급수원의 오염도 방광암 발생 증가의 원인이 될 수 있다.

토론을 위한 질문

1. 공공에 대한 위험과 잠재적 이익의 균형을 어떻게 설정해서 지역사회에 공급하는 식수의 염소소독 지속 여부를 결정하여야 하는가?
2. 식수의 염소소독에 대한 이러한 공공 정책을 기획하는 데 도움을 주는 연구자의 역할은 무엇이어야 하는가?

추천자료

Amoroso, P.J., and J.P. Middaugh. Research vs. Public Health Practice: When Does a Study Require IRB Review? *Prev Med* (2003):36:250-253.

Bradley, P. Should Childhood Immunization Be Compulsory? *J Med Ethics* (1999):25:330-334.

Coughlin, S.S. *Ethics in Epidemiology and Public Health Practice: Collected Works* (2nd ed.). Washington, D.C.: American Public Health Association (2009).

Fairchild, A.L., and R. Bayer. Ethics and the Conduct of Public Health Surveillance. *Science* (2004):303:631-632.

Burris, S., J. Buehler, and Z. Lazzarini. Applying the Common Rule to Public Health Agencies: Questions and Tentative Answers About a Separate Regulatory Regime. *J Law Med Ethics*

(2003):31:638-653.

Emanuel, E.J. The Lessons of SARS. *Ann Int Med* (2003):139:589-591.

Gollust, S.E., N.M. Baum, and P.D. Jacobson. Politics and Public Health Ethics in Practice: Right and Left Meet Right and Wrong. *J Public Health Manage Pract* (2008):14:340-347.

Gostin, L.O. Medical Countermeasures for Pandemic Influenza: Ethics and the Law. *JAMA* (2006):295:554-556.

Hahn, R.A. Ethical Issues. In: Teutsch, S.M., and R.E. Churchill, editors, *Principles and Practice of Public Health Surveillance.* New York: Oxford University Press (1994):175-189.

Kotalik, J. Preparing for an Influenza Pandemic: Ethical Issues. *Bioethics* (2005):19:422-431.

Lappe', M. Ethics and Public Health. In: Last, J.M., editor, *Maxcy-Rosenau's Public Health and Preventive Medicine* (12th ed.). Norwalk, CT: Appleton-Century-Crofts (1986):1867-1877.

Lee, L.M., and L.O. Gostin. Ethical Collection, Storage, and Use of Public Health Data: A Proposal for a National Privacy Protection. *JAMA* (2009):302:82-84.

McKeown, R.E., and R.M. Learner. Ethics in Public Health Practice. In: Coughlin, S.S., T.L. Beauchamp, and D.L. Weed, editors, *Ethics and Epidemiology* (2n ed.). New York: Oxford University Press (2009):147-181.

Richards, E.P., and D.C. Bross. Legal Aspects of STD Control: Public Duties and Private Rights. In: Holmes, K.K., P.A. Mardh, P.F. Sparling, and P.J. Wiesner, editors, *Sexually Transmitted Diseases* (2nd ed.). New York: McGraw-Hill (1992).

Salmon, D.A., S.P. Teret, C.R. MacIntyre, et al. Compulsory Vaccination and Conscientious or Philosophical Exemptions: Past, Present, and Future. *Lancet* (2006):367:436-442.

Singer, P.A., S.R. Benatar, M. Bernstin, et al. Ethics and SARS: Lessons from Toronto. *BMJ* (2003):327:1342-1344.

Teutsch, S., R.L. Berkelman, K.E. Toomey, and R.L. Vogt.

Reporting for Disease Control Activities. *Am J Public Health* (1991):81:932.

Vogt, R.L. Confidentiality: Perspectives from a State Epidemiologist. In: *Challenge for Public Health Statistics in the 1990's.* Proceedings of the 1989 Public Health Conference on Records and Statistics, National Center for Health Statistics, July 17-19, Washington, D.C.

chapter 12

취약한 인구집단 대상 연구

Studies of Vulnerable Populations

많은 경우 보건의료연구와 개입은 어린이, 임산부, 노인, 의사능력이 떨어진 사람들, 수용시설에 있는 사람들과 같은 취약한 인구집단을 목표로 한다. 이 그룹은 높은 위험과 낮은 이해능력 때문에 취약하다. 개입의 위험과 잠재적 이익을 이해하는 것은 인폼드 컨센트라는 윤리적 요구(3장 참조)의 필수조건인데, 이 그룹의 치료는 많은 이슈를 만든다.

아이들은 대부분의 연구에서 부모의 동의가 필요하며 일반적으로 18세까지는 미성년자로 간주된다. 아이들의 종래의 대변자와 의사결정자는 부모이다(Leikin, 1996). 그럼에도 불구하고 모든 잠재적인 연구 참여자의 자율성을 존중해야 하므로 일반적으로 7세 이상의 아이들에게도 동의를 얻어야 한다.

아이들에게 직접적인 이익이 없다면 아이들과 연관된 연구는 때때로 윤리적으로 허용되지 않는다는 논쟁이 생긴다. 예를 들어, 아이들이 인폼드 컨센트를 하는 것이 용이하지 않기 때문에 직접적인 이익 가능성이 없다면 아이들에게 어떠한 연구도 해서는 안 된다는 주장이 있다(Ramsey, 1977). 그러나 설득력 있는 다른 주장도 있다. 아이들이 직접적인 이익을 받지 않더라도 위험이 아예 없거나 최소한이라면 부모의 동의를 구한 연구 참여는 허용해야 한다는 것이다. 연구에 아이들이 참여하는 것을 허용할 것인지를 결정하는 데에 있어서 연구자들은 위험뿐만 아니라 아이들에 관한 연구를 하지 않았을 경우의 부정적인 결과도 고려하여야 한다(Leikin, 1996).

노인연구에서 인폼드 컨센트와 관련된 윤리적 이슈들이 더 중요할 때가 흔히 있다. 자율성을 행사할 능력이 감소한 사람들에 대해서는 특별한 보호가 필요하다. 예를 들어, 참여자의 가까운 친척으로부터 대리 동의를 얻을 필요성이 있다. 연령이 증가할수록 개인 자율성의 필요가 줄어드는 것은 아니다.

소수 집단과 원주민 집단에 대해서도 위험 증가와 취약성을 고려할 수 있다. 소수 집단은 인종주의적, 민족적 혹은 문화적인 유산이 독특하기 때문에 쉽게 확인이 되는 인구집단이다. 소수 집단 내부에서도 독특한 지역적 · 민족적 기원에 따라 중요한 문화적 차이를 보이는 세부 집단을 구별할 수 있다. 이 외의 다른 취약 집단은 사회 · 경제적 최소수혜자들이다. 이러한 사람들에게 조장이나 강제의 유인을 통한 동기유발로 연구에 참여시키는 경우가 있을 수 있다.

취약한 집단연구에서 발생하는 윤리적 이슈들이 다음 사례를 통해 부각될 것이다.

참고자료

Leikin, S. Ethical Issues in Epidemiologic Research with Children. In: Coughlin, S.S., and T.L. Beauchamp, editors, *Ethics and Epidemiology*. New York: Oxford University Press (1996):199-218.

Ramsey, P. Children as Research Subjects: A Reply. *Hastings Center Rep* (1977):7:40-42.

사례 12a

터스키기 매독연구

미국 보건국(Public Health Service, PHS)은 1932년 알라바마 Macon County에서 흑인 남성들(black males)을 대상으로 치료받은 적이 없는, 잠재적 매독의 자연사(자연적 경과)를 알아보기 위한 연구를 시작하였다. 연구는 400명의 매독 감염 남성과 매독에 감염되지 않는 남성 200명의 대조군을 대상으로 했다. 1950년대에는 페니실린이 널리 이용 가능했는데도 PHS 연구자들은 참여자에게 항생제를 주지 않았고 적극적으로 항생제 투여를 여러 차례 저지했다(Brandt, 1978).

이 연구에 대한 과학적인 보고서는 1936년부터 몇 년 간격으로 문헌에 수록되었고 1960년대까지 계속해서 연구보고가 이루어졌다. 의료계와 과학계로부터 이렇다 할 항의도 없이 연구결과가 오랫동안 널리 보고된 것이다.

1972년 처음으로 대중 언론에 이 연구에 대한 이야기가 떠올랐을 때 마침내 PHS는 연구를 중단시켰다. 그 시점에 연구 참여자의 74명이 아직 생존해 있었다. 적어도 28명의 남성(그리고 가능성으로 보자면, 적어도 100명)이 후기 매독으로 사망하였다(Tuskegee Syphilis Study Ad Hoc Advisory Panel, 1973).

토론을 위한 질문

1. 터스키기 매독연구와 같은 사례들은 의료계와 과학계의 자율규제에 대해 어떤 의문을 갖게 하는가?
2. 연구 참여자에 대한 연구자의 책임은 무엇인가? 참여자가 사회

경제적으로 불이익을 받는 취약한 집단에 속할 때, 연구자들은 특별한 의무를 가지는가?

참고자료

Brandt, A. M. Racism and Research: The Case of the Tuskegee Syphilis Study. *Hastings Center Rep* (1978):8:21-29.

Final Report of the Tuskegee Syphilis Study Ad Hoc Advisory Panel, Department of Health, Education, and Welfare. Washington, D.C.: GPO (1973).

사례 12b

인터뷰 과정에서 발생하는 심리적 위험

영국의 두 주(州)의 영아돌연사신드롬(sudden infant death syndrome) 환자-대조군 연구에서 사망한 영아의 부모들은 영아 사망 후 72시간 이내, 대부분 사망 후 24시간 이내에 인터뷰를 받았다. 부모들은 다음 사항에 대해 인터뷰하였다. 사회적 요인, 가족사, 모체의 병력, 임신과 주산기에 대한 자세한 사항, 병의 최근 징후와 영양섭취, 영아가 마지막으로 잠들었을 때의 정확한 세부사항, 영아가 발견된 위치, 옷과 침구류의 정확한 부피와 특징, 영아가 강보(포대기)에 싸여 있었는지 여부, 영아가 발견되었을 때 이불이 머리를 덮고 있었는지 여부, 영아가 자던 방의 온도가 어떠했는지, 난방이 얼마나 지속되었는지를 포함한 영아의 자세한 병력 등이다.

연구자들은 연구 참여의 결과로 부모들이 어떠한 심리적 고통을 겪었는지 여부는 나타내지 않았다. 가족들로부터 얻는 일부 정보의 신뢰도와 타당성이 시간이 경과함에 따라 감소하기 때문에, 이런 연구디자인이 방법론적으로 우수하다고 보았다. 그러나 영아돌연사신드롬에 대한 다른 환자-대조군 연구에서는 사망한 영아의 부모에 대한 인터뷰가 영아 사망 후 6주까지 지연되는 동안, 인터뷰 연구와 유사한 연관성을 검토하였다. 아이를 잃은 지 얼마 안되는 부모를 인터뷰하지 않아도 되도록 하기 위해 고위험 영아에 대한 전향적 연구가 수행된 적도 있다(Coughlin, 1996).

토론을 위한 질문

1. 최근 가족의 죽음을 겪은 개인과 취약 집단에 대해 침투적이지 않은 방법으로 역학데이터를 얻기 위해 어떤 보호를 해야 하는가, 그들은 어떠한 보호를 얼마나 받을 자격이 있는가?
2. 건강에 위해를 주지 않을 의무와 정신적인 고통을 야기하지 말아야 할 의무는 공통선을 증진하기 위한 필요와 어떤 식으로 견주어 평가해야 하는가? 연구로부터 얻을 수 있는 잠재적인 사회적 이익은 어느 범위까지 고려하여야 하는가?

참고자료

Coughlin, S.S. Ethically Optimized Study Designs in Epidemiology. In: Coughlin, S.S., and T.L. Beauchamp, editors, *Ethics and Epidemiology*. New York: Oxford University Press (1996):145-155.

Fleming, P.J., R. Gilbert, Y. Azaz, et al. Interaction between Bedding and Sleeping Position in the Sudden Infant Death Syndrome: A Population Based Case-Control Study. *BMJ* (1990):301:85-89.

사례 12c

아이들 대상의 암 억제사업

(Douglass Weed와 Steven Coughlin이 작성한 사례연구로서,
출판사 Marcel–Dekker, Inc.로부터 허락을 얻어 실었다.)

학술연구기관에 있는 행동과학자 그룹은 도심 학교지역의 학교 흡연 예방 프로그램을 기획하고 실행할 계획을 세운다. 연구의 이론적 근거는 흡연이 사춘기 동안 시작되고 흡연자의 3분의 1보다 적은 수가 한때 습관이었던 담배를 끊는 것에 성공하는 모습을 관찰하는 것을 토대로 한다(Walter, 1989). 게다가 흡연은 중학교 시절에 5배로 증가하고, 18세의 25%는 규칙적인 흡연자이다. 전체적으로 보아 흡연은 미국에서 조기사망과 장애에 기여하는 가장 중요한 요인이다(Weed & Coughlin, 1995).

연구자들은 전향적인 랜덤화 실험연구 디자인을 사용해서 교사지도(teacher–delivered) 교육 개입의 효과를 시험해보기를 제안한다. 참여자는 도심에 소재한 학교의 계층화된 무작위 표본에 참여하는 수백 명의 4, 5학년 학생들로 구성될 것이다. 개입을 위한 이론적 구조는 건강신념모델과 사회적 학습 이론을 토대로 한다. 흡연에 대한 자기보고 정보의 신뢰성은 혈청 티오시안산염(thiocyanate)의 개인별 수치로 검증할 것이다.

토론을 위한 질문

1. 연구 참여자는 어떤 잠재적 위험에 노출될 수 있는가? 만약 그렇다면 연구의 잠재적 이익이 이러한 위험을 상쇄시킬 수 있는가?

2. 대조군에 임의로 배정된 아이들에게는 교육적 개입의 가능한 이익이 차단되는데 이것이 윤리적인가?
3. 연구 참여자의 인폼드 컨센트를 얻기 위한 절차는 어떻게 하는 것이 바람직한가?

참고자료

Weed, D.L., and S.S. Coughlin. Ethics in Cancer Prevention and Control. In: Greenwald, P., B.F. Kramer, and D.L. Weed, editors, *Cancer Prevention and Control*. New York: Marcel-Dekker (1995):497-507.

Walter, H.J., R.D. Vaughn, and E.L. Wynder. Primary Prevention of Cancer Among Children: Changes in Cigarette Smoking and Diet After Six Years of Intervention. *J Natl Cancer Inst* (1989):81:995-999.

사례 12d

공기오염과 아프리카계 미국인 아이들의 천식에 대한 연구

공기오염과 아프리카계 미국인 아이들의 천식증상 간의 연관성을 알아보기 위하여 정부 연구자와 정부 계약자팀이 연구를 착수했다. 프로젝트의 이해관계 당사자로는 참여자가 모집된 클리닉, 병원, 지역사회 등이 있었다. 3년간의 프로젝트를 위한 프로토콜은 처음에는 실제 혜택을 주는 개입을 포함했었지만 팀 리더들은 이 아이디어를 버리고 예비 관찰연구의 확대에 모든 자금을 사용하기로 결정하였다. 많은 지역사회 클리닉들은 저소득층에 도움을 주는 애초의 프로젝트에 참여하는 것에 동의했었다. 그리고 처음부터 이런 식의 개입은 다수 클리닉의 참여자를 공동으로 보호하기 위하여 연구자들이 명확하게 설정한 것이었다. 실제적인 효과가 있는 개입이 없어지고 관찰 보조에만 지원금이 다 쓰이게 된 상황이 해결되지 않았음에도 한 연구자는 저소득 클리닉을 위해 지역사회 개입을 위한 추가적인 자금을 얻으려고 시도하였다.

토론을 위한 질문

1. 협력 클리닉과 다른 지역사회단체에 대한 연구자의 의무는 무엇인가? 연구가 기획단계에 있을 때, 연구자는 이후에 발생할 수 있는 연구디자인 변경에 대하여 협력센터에 알려야 하는가?
2. 보건의료연구와 지역사회 개입의 잠재적 이익을 극대화하는 데 있어서 개인 참여자와 지역사회에 대한 연구자의 의무는 무엇인가?

추천자료

American College of Physicians. Cognitively Impaired Subjects. *Ann Int Med* (1989):111:843-848.

Annas, G., and L. Glantz. Rules for Research in Nursing Homes. *N Engl J Med* (1986):315:1157-1158.

Arboleda-Florez, J. The Ethics of Biomedical Research on Prisoners. *Curr Opin Psychiatry* (2005):18:514-517.

Beauchamp, T.L., B. Jennings, E.D. Kinney, and R.J. Levine. Pharmaceutical Research Involving the Homeless. *J Med Philos* (2002):27:547-564.

Buchanan, D.R., and F.G. Miller. Justice and Fairness in the Kennedy Krieger Institute Lead Paint Study: The Ethics of Public Health Research on Less Expensive, Less Effective Interventions. *Am J Public Health* (2006):96:781-787.

Butler, R. Protection of Elderly Research Subjects. *Clin Res* (1980):28:3-5.

Cooper, S.P., E. Heitman, E.E. Fox, et al. Ethical Issues in Conducting Migrant Farmworer Studies. *J Immigr Health* (2004):6:29-39.

Coughlin, S.S., and D.E. Snider, Jr. The Tuskegee Syphilis Study. In: Lock, S., J.M. Last, and G. Dunea, editors, *Oxford Illustrated Companion to Medicine* (4th ed.). New York: Oxford University Press (2001).

Department of Health and Human Services. Additional Protections for Children Involved as Subjects in Research. *Fed Regist* (1983 March 8):48(46):9814-9820.

Fulford, K.W.M., and K. Howse. Ethics of Research with Psychiatric Patients: Principles, Problems, and the Primary Responsibilities of Researchers. *J Med Ethics* (1993):19:85-91.

Grodin, M., and J.J. Alpert. Children as Participants in Medical Research. *Pediatr Clin North Am* (1988):35:1389-1401.

Grodin, M.A., and L.H. Glantz. *Children as Research Subjects.* New York: Oxford University Press (1994).

Israel, B.A., E.A. Parker, and Z. Rowe, et al. Community-Based Participatory Research: Lessons Learned from the Centers for Children's Environmental Health and Disease Prevention Research. *Environ Health Perspect* (2005):113:1463-1471.

Johns, J.H. *Bad Blood: The Tuskegee Syphilis Experiment.* New York: The Free Press (1993).

Lane, L., C. Cassel, and W. Bennett. Ethical Aspects of Research Involving Elderly Subjects: Are We Doing More Than We Say? *J Clin Ethics* (1990):1:278-286.

Melnick, V., N. Dubler, A. Weisbard, and R. Butler. Clinical Research in Senile Dementia of the Alzheimer Type: Suggested Guidelines Addressing the Ethical and Legal Issues. *J Am Geriatrics Soc* (1984):32:531-536.

Mfutso-Bengo, J., F. Masiye, and A. Muula. Ethical Challenges in

Conducting Research in Humanitarian Crisis Situations. *Malawi Med J* (2008):20:46-49.

National Commission for the Protection of Human Subjects of Biomedical and Behavioral Research. Research Involving Children: Report and Recommendations. Washington, D.C., DHEW Publication No. (OS) 77-0004 (Appendix), DHEW Publication No. (OS) 77-0005, 1977.

Nolan, K. Ethical Issues in Caring for Pregnant Women and Newborns at Risk for Human Immunodeficiency Virus Infection. *Sem Perinatol* (1989):13:55-65.

Ostfeld, A. Older Research Subjects: Not Homogeneous, Not Especially Vulnerable. *IRB* (1980):2:7-8.

Pizzo, P. Pediatric AIDS: Problems Within Problems. *J Infect Dis* (1990):61:316-325.

Ratzan, R. 'Being Old Makes You Different': The Ethics of Research with Elderly Subjects. *Hastings Center Rep* (1980):10:32-42.

Reich, W. Ethical Issues Related to Research Involving Elderly Subjects. *The Gerontologist* (1978):18:326-337.

Rothman, D.J. Were Tuskegee and Willowbrook 'Studies in Nature'? *Hastings Center Rep* (1982):5-7.

Sachs, G.A., and C.K. Cassel. Biomedical Research Involving Older Human Subjects. *Law Med Health Care* (1990):18:234-243.

U.S. National Institute on Aging. *Protection of Elderly Research Subjects: Summary of a Conference.* Bethesda, MD: U.S. National Institutes of Health (1977). DHEW Publication No. (NIH) 79-1801. Conference held at the National Institutes of Health in Bethesda, MD, on July 18-19, 1977.

White, L.P. Biomedical Experimentation on Prisoners. *West Med J* (1976):124:514-516.

chapter 13

다문화연구

Cross-Cultural Research

다문화연구에서는 문화에 대해 감안하면서도 원칙적인 접근을 통해 참여자의 복지와 권리를 보호하고, 개인과 지역사회의 잠재 이익을 극대화할 수 있다. 자율성이나 자기결정과 같은 윤리원칙을 위해서는 다문화연구에서 참여자의 인폼드 컨센트를 제대로 얻고, 심리적 조장이나 강제가 될 수 있는 과도한 유인을 피하기 위한 규칙이 필요하다. 이같은 전문가의 책임은 보건연구자를 위한 전문가 행동에 관한 많은 국제 규범에서 강조하고 있다.

미국과 유럽에서 폭넓게 받아들이고 있는 인폼드 컨센트 및 기타 윤리 규범에 대한 기준들의 다문화 적용성에 대한 논의들이 있어 왔다. 상대주의자들은 문화에 대해 신중한 기준을 가지고 다른 사회에서 수행하는 연구에 대한 참여자의 인폼드 컨센트를 얻어야 한다고 주장한다. 그런가하면 서구 출신의 연구자들이 저개발국가에서 연구를 진행할 때처럼 보건연구의 대상자인 개인들의 복지와 권리에 대한 보편적으로 적용할 수 있는 최소한의 보호책 필요성을 지적하는 경우도 있다.

일부 문화권에서는 각 개인 참여자의 인폼드 컨센트를 얻는 대신 지역사회 지도자나 부모의 동의와 협조가 필요한 경우도 있지만, 그렇다고 해서 개개인의 참여에 대해 별도의 동의를 구하는 일을 생략할 수는 없다. 다문화연구에서 인폼드 컨센트를 얻기 위한 규정은 언어장벽과 문화적 차이 때문에 어려울 수는 있지만 일반적으로 다른 문화에 속한 사람들이 동의 요건에 대한 이해 능력이 떨어지는 것은 아니다.

또한 연구자들은 다른 문화에서 연구를 수행할 때 위험에 대한 이익을 비교 · 평가해야 할 책임이 있다. 연구 때문에 개인과 지역사회단체에 잠재적 위험이 있을 수 있다. 예를 들어, 인종이나 민족으로 구획된 인구집단의 연구결과가 출판되고 전파되면, 해당 문화에 대한 부정적인 고정관념이 생기거나 강화되어 낙인 찍히거나 부정적인 이미지가 그들에게 고통을 안길 수 있다. 특정 문화권 인구 집단을 경시하는 정보는 고용, 주거 또는 보험에서의 차별이나 자긍심의 약화, 인종적 또는 민족적인 자부심이 떨어지는 결과도 초래할 수 있다. 그럼에도 불구하고 인종과 민족, 생활양식에 의해 구별되는 집단 사이의 건강불평등이나 의료서비스의 불평등한 분배를 확인함으로써 보건기획과 정책수립의 기초 근거를 마련하여 사회적으로 혜택을 덜 받는 사람들의 건강을 개선하는 데에 기여할 수가 있다.

인터뷰 데이터나 기존 기록에 의존하는 다문화연구는 참여자에 대한 신체적 위험이 없다. 그러나 질병에 대한 두려움, 당혹감이나 프라이버시 침해에 대한 염려 때문에 정서적인 고통을 겪을 수 있다. 프라이버시의 범위는 정보의 민감성 뿐만 아니라, 관찰 혹은 인터뷰하는 장소까지 포함한다(Glanz et al., 1996). 기밀유지가 필요한 정보의 공개로 발생할 수 있는 사회적 · 법적 위험은 없애거나 최소화하여야 한다.

보다 광범위한 지역사회의 참여와 협조를 필요로 하는 다문화연구 방법은 참여자와 지역사회에 대한 장기적인 이익의 제공가능성이 더 크다(Glanz et al., 1996). 잠재이익을 극대화하기 위한 방법은 공동의 노력과 위임을 통한 참여연구일 때 커진다. 참여연구는 행동연구(action research)로도 불리는데, 지역사회의 능력을 개발할 가능성이 더 큰 상호학습이기도 하다. 따라서 윤리적으로는 다문화연구의 계획과 실행 자체에 연구 참여자의 참여를 이끌어 낼 필요를 고려해야 한다.

다문화연구에서 발생하는 이런 문제들과 다른 윤리적 딜레마를 사례연구에서 설명한다.

참고자료

Glanz, K., B.K. Rimer, and C. Lerman. Ethical Issues in the Design and Conduct of Community-Based Intervention Studies. In: Coughlin, S.S., and T.L. Beauchamp, editors, *Ethics and Epidemiology*. New York: Oxford University Press (1996):156-177.

Singer, P.A., S.R. Benatar, M. Bernstein, et al. Ethics and SARS: Lessons from Toronto. *BMJ* (2003):327:1342-1344.

사례 13a

도시인근 빈민가의 성병연구

(Gina Etheredge이 개발한 수업 교재에서 발췌한 사례연구로, 저자의 허락을 받아 수정된 형태로 여기에 싣는다.)

1993년 미국 연구자들이 도시인근 빈민가의 성병(sexually tramsmitted diseases, STDs)을 조사하기 위해 카리브 지역 국가에서 연구를 시작하였다. 연구 프로토콜은 미국 연구자의 소속기관과 클리닉의 연구를 지원한 단체가 승인했다. 연구 목적은 가임기 여성들에서의 4가지 STDs[임질, 클라미디아, 매독, 질(膣) 트리코모나스증(症)]의 유병률을 알아보고, 감염에 대한 위험요인을 조사하며, 보건전문가의뢰제도를 연구하는 것이었다.

연구자들은 첫 번째 산전진단을 하려고 클리닉에 온 1,000명의 임산부를 모집하였다. 임산부들에게 연구에 참여할 의향을 물을 때 무료로 부인과 검사를 받을 수 있고, STDs가 발견되면 언제든지 치료받을 수 있다고 설명하였다. 여기서 제시한 검사들은 여성들이 임신 7~9개월까지인 임신 3분기가 되지 않는 한 가난한 지역사회에 거주하는 여성들은 일반적으로 이용할 수 없는 것들이었다.

각 참여자들에게 첫 번째 방문 후 10일 후에 결과를 보러 올 것을 요청하였다. 만약 한 여성이 어떠한 STD에서라도 양성반응이 나오면 담당 간호사가 여성의 파트너에게 알려주고, 그들은 5일 내에 클리닉에 보고하고 치료를 받아야 한다고 설명했다. 참여자가 확인한 파트너가 5일 내에 클리닉에 가지 않으면 연구자는 해당 지역을 담당하는 지역 보건전문가에게 파트너의 이름을 알려준다. 보건전문가는 이 사람을 찾아서 클리닉의 의사에게 의뢰하여야 한다.

클리닉에서 치료받은 파트너들에게는 2가지 치료 대안 중 무작위로 할당하였다. 남성 파트너의 반은 클리닉에서 무료 치료를 받았다. 나머지는 처방을 받아서 지역 약국에서 약을 받도록 하였다. 이 랜덤화의 목적은 치료를 위해 비용을 지불해야 한다는 조건이 치료를 끝내는 데에 어떠한 영향을 미치는지 알아보고자 하는 것이었다.

토론을 위한 질문

1. 이 연구에 포함된 가난한 여성들이 연구가 아니고서는 부인과 검사에 접근할 수 없다는 사실로 볼 때 이 연구가 제기하는 윤리적 우려는 무엇인가?
2. 연구자가 지역의 보건전문가에게 여성의 성적 파트너의 이름을 주어서 파트너에게 고지하도록 한 것은 정당했는가?
3. 여성의 남성파트너에 대한 랜덤화 연구가 제기하는 추가적인 윤리적 이슈가 있는가?

사례 13b

미국 원주민 여성의 암 억제연구

암 억제연구를 하는 한 그룹이 미국의 고립된 지역에 있는 미국 원주민 여성의 유방암과 자궁경부암 검진에 있어서의 장애요인에 관한 다문화연구 계획을 세웠다. 이 연구의 목적은 지역사회의 예방 행동과 위험요인들의 유행 및 빈도를 알아보고 유방암과 자궁경부암 검진에 있어서의 장애요인을 확인하는 것이었다. 이들 원주민 집단은 지역적인 고립과 농촌지역 거주, 운송수단의 결여, 가난, 무직, 무교육, 언어장벽, 의료서비스에 대한 접근도 문제, 문화나 태도의 문제 등으로 암 검진에 대한 실질적인 장애가 있을 가능성이 높았다. 필요한 배경정보를 얻고, 서비스가 충분하지 못한 집단에 대한 차후의 교육 프로그램들을 평가하여 적절한 프로그램을 통해 서비스의 혜택을 못 받는 지역의 암 검진률을 증가시키는 것이 목적이었다.

연구 계획 당시 연구자들은 미국 원주민 여성들과 지역 의사들에게 심층 인터뷰를 실시하였다. 대상 집단으로부터 약 10명의 미국 원주민 여성들과 포커스그룹인터뷰를 시행하여, 설문지 개발에 활용할 자료를 마련했다.

18세 이상인 미국 원주민 여성의 단면 연구도 계획하였다. 구조화된 설문지를 개발하여 이 인구집단의 유방암과 자궁경부암 검진의 장벽을 확인하려고 했다. 부족 회의가 소지한 가장들의 명단을 활용해 잠재적인 응답자 표본을 짜는 데에 이용할 예정이었다. 미국 원주민 여성들 중에서 숙련된 연구 보조원이 전화나 면접 인터뷰를 수행할 것이다.

인터뷰 양식에는 인구학적 특성과 사회경제학적 특성, 일반적 건강 상태, 흡연과 씹는 담배의 사용, 음주, 암 관련 개인병력과 가족력, 유방 X선 촬영 검진, 유방에 대한 임상검진, 팝 스미어(Pap smears) 검사, 대장암 검진, 의료이용도, 의료에 대한 접근도, 지역사회를 위한 의료 우선순위 등의 내용이 들어있다. 지침으로 활용한 포커스그룹인터뷰에서 얻은 질적 정보와 상세한 질문들이 포함되는데 행동요인, 문화요인, 태도요인, 미국 원주민 여성이 직면한 보건의료제도상의 문제 및 유방암과 자궁경부암 검진에 대한 다수의 잠재적 장애요인도 있다. 질문에는 암에 대한 숙명론적 태도뿐만 아니라 유방 X선 사진과 팝 스미어 검사를 어렵게 하는 교통수단의 부재와 지리적 거리 등에 대한 것도 있다. 추가적인 질문은 일상생활에 대한 걱정, 건강의 가치에 대한 인식과 건강을 보호하기 위한 특정 행동의 가치에 대한 인식, 예방관리의 질과 이용가능성에 대한 인식, 암과 암 검진에 대한 지식과 태도에 대한 것이다.

연구자들은 많은 미국 원주민들이 개인과 자연 사이의 균형을 건강으로 보고 있다는 점에서 서구인들의 인식과 다르다는 것을 알고 있었다(Michielutte, 1994). 질병은 그러한 균형에 대한 신체적 · 영적 교란을 의미한다. 삶에 대한 전통적 미국 원주민의 지향은 미래보다는 현재를 돌보며, 즉각적인 필요를 우선시한다. 더욱이 집단과 대가족을 중시한다.

토론을 위한 질문

1. 미국 원주민 사회의 구성원들에 대한 연구의 잠재적 위험과 이익은 무엇인가?
2. 연구 수행에서 잠재적 위험이나 해악은 어떻게 최소화할 수 있는가?
3. 연구자는 미국 원주민 사회에 대한 잠재적 이익을 어떻게 최대화할 수 있는가?
4. 참여자의 인폼드 컨센트를 얻는 데 어떤 규정이 도움이 될 것인가?
5. 이 연구집단의 선택은 형평성이나 정당성과 관련된 어떠한 특별한 이슈를 제기하는가?

참고자료

Michielutte, R., P.C. Sharp, M.B. Dignan, et al. Cultural Issues in the Development of Cancer Control Programs for American Indian Populations. *J Health Care for the Poor and Underserved* (1994):5:280-296.

추천자료

Bowman, K. What are the Limits of Bioethics in a Culturally Pluralistic Society? *J Law Med Ethics* (Winter) (2004):664-669.

Burhansstipanov, L., S. Christopher, and S.A. Schumacher. Lessons Learned from Community-Based Participatory Research in Indian Country. *Cancer Control* (2005):12(2 Suppl):70-76.

Christakis, N.A. Ethics are Local: Engaging Cross-Cultural Variation in the Ethics of Clinical Research. *Soc Sci Med* (1992):35:1079-1091.

Cooper, S.P., E. Heitman, E.E. Fox, et al. Ethical Issues in Conducting Migrant Farmworker Studies. *J Immigr Health* (2004):6:29-39.

Council for International Organizations of Medical Sciences. International Guidelines for Ethical Review of Epidemiological Studies. *Law Med Health Care* (1991):19:247-258.

De Craemer, W. A Cross-Cultural Perspective on Personhood. *Milbank Q* (1983):61:19-34.

Emanuel, E.J., C. Grady, R.A. Crouch, et al., editors. *The Oxford Textbook of Clinical Research Ethics.* New York: Oxford University Press (2008).

Kunstadter, P. Medical Ethics in Cross-Cultural and Multi-Cultural Perspectives. *Soc Sci Med* (1980):14b:289-296.

Holkup, P.A., T. Tripp-Reimer, E.M. Salois, et al. Community-Based Participatory Research: An Approach to Intervention Research with a Native American Community. *ANS Adv Nurs Sci* (2004):27:162-175.

LaVertu, D.S., and A.M. Linares. Ethical Principles of Biomedical Research on Human Subjects: Their Application and Limitations in Latin America and the Caribbean. *Bull Pan American Health Org* (1990):24:469-479.

Levine, R.J. Informed Consent: Some Challenges to the

Universal Validity of the Western Model. *Law Med Health Care* (1991):19:207-213.

Macklin, R. Against Relativism: Cultural Diversity and the Search for Ethical Universals in Medicine. New York: Oxford University Press (1999).

Minkler, M. Ethical Challenges for the "Outside? Researcher in Community-Based Participatory Research. *Health Educ Behav* (31):684-697.

chapter 14

국제보건연구

International Health Research

다른 나라에서 연구에 착수하는 보건연구자들은 참여자와 해당 지역사회에 대한 연구의 잠재적 이익을 극대화하고, 위험성과 잠재적 손해를 최소화할 윤리적이고 전문적인 의무를 가진다. 손해를 야기하지 않고 연구에 참여하는 사람들의 자율성을 존중하며 보건연구의 이익과 부담이 공평한 방식으로 분배되도록 하는 것도 의무에 포함된다(CIOMS, 1991; Coughlin, 1996).

국제적 보건연구에서 이익 극대화 및 이익의 공정한 분배의 필요성에 대한 윤리적 고려는 보건, 위생, 영양, 거주, 수입과 다른 자원들에 있어 뚜렷한 국제적 불평등의 맥락 안에서 해야 한다. 건강상태와 사회경제적인 요소들에서의 불평등은 특정국가 내에서와 국가 간에 발생한다(Anand, Peter & Sen, 2004).

국제적인 기관에서 일하는 보건전문가들은 어려운 윤리적 딜레마에 직면할 수 있다(ASPH, 2003). 예를 들어, 국제적인 연구에서 의료의 기준이 어떻게 적용되어야 하는가? 또한, 빈번하게 나타나는 우려는 저개발국 출신 연구자들이 가난한 국가의 자원으로 연구를 수행할 때 연구 참여자 또는 공동체의 부당한 이용에 대한 잠재성이다. 이러한 우려를 불식시키기 위해서는 기관심의위원회 또는 윤리심의위원회가 연구자 또는 재정지원기관이 속한 나라와 연구를 시행하는 나라 양쪽에서 심의하는 것이 바람직하다. 현지 출신의 연구자들 또는 재정지원기관과의 공동 연구, 대상 지역사회의 멤버를 포함하는 지역밀착형 참여 연구 또한 지역인식, 가치와 우려를 고려해야 할 것이다. 연구자와 지역사회는 협력을 위한 새로운 접근을 선정하고 중요한 연구가 가능하도록 노력하는 동시에 지역사회의 필요와 우선순위에 대해서도 관심을 가진다(UNAIDS, 2006). 대상 지역사회의 대표자들로 구성되는 자문위원회는 개입의 효과를 평가하려고 설계한 연구를 포함하여 다양한 종류의 보건연구가 원활하게 시행되도록 할 것이다. 국제보건연구의 잠재적 이해 당사자로는 연구 참여자, 공동체 대표, 연구자, 활동가, 국제기관, 정부, 민간기관과 후원자 등이 있다.

국제연구에서 인폼드 컨센트를 얻기 위한 조항 또한 중요하다. 자원이 부족한 많은 국가의 높은 문맹률로 연구 참여자로부터 인폼드 컨센트를 얻는 어려움이 커질 수 있다(ASPH, 2003). 연구자와 참여자가 서로 다른 언어를 사용하거나 특정한 연구컨셉에 대한 적절한 단어 또는 문구가 없을 때 연구에 대한 오해나 이해 부족이 발생할 수 있다(ASPH, 2003). 13장에서 언급했듯이, 미국과 유럽에서 폭넓게 받아들이고 있는 인폼드 컨센트 및 기타 윤리 규범에 대한 다문화 적용성에 대한 논의가 이어져 왔다. 일부 논평가들은 문화에 대해 신중한 기준을 가지고 다른 사회에서 수행하는 연구에 대한 참여자의 인폼드 컨센트를 얻어야 한다고 주장한다. 그런가 하면 미국, 캐나다 또는 유럽 국가 출신의 연구자들이 아프리카, 아시아, 오세아니아, 북아메리카의 저개발국가에서 연구를 진행할 때처럼 보건연구의 대상이 되는 개인의 복지와 권리에 대한 보편적으로 적용할 수 있는 최소한의 보호책이 필요하다고 지적하는 경우도 있다.

다음 사례들은 연구 및 윤리심의위원회, 위험과 잠재적 이익의 균형에 대한 보편적 기준과 취약인구, 연구에서 발생하는 이슈, 사회적 편견과 관련된 이슈들을 포함한 국제보건연구와 관련한 다양한 이슈들을 보여준다.

참고자료

Anand, S., F. Peter, A. Sen, editors. *Public Health, Ethics, and Equity.* New York: Oxford University Press (2004).

Association of Schools of Public Health. *Ethics and Public Health: Model Curriculum* (2003). Available at http://www.asph.org/document.cfm?page=782. Accessed July 28, 2006.

Coughlins, S.S. Ethically Optimized Study Designs in Epidemiology. In: Coughlin, S.S., and T.L. Beauchamp, editors, *Ethics and Epidemiology.* New York: Oxford University Press (1996) pp. 145-155.

Council for International Organizations of Medical Sciences (CIOMS). International Guidelines for Ethical Review of Epidemiological Studies. *Law Med Health Care* (1991):19:247-258.

UNAIDS. Creating Effective Partnerships for HIV Prevention Trials: Report of a UNAIDS Consultation, Geneva 20-21 June 2005. *AIDS* (2006):20:W1-W11.

사례 14a

말라리아 모기 매개체를 억제하는 정부프로그램

말라리아는 아프리카 많은 지역에서 흔히 발생하는 풍토병이다. 말라리아를 발생시키는 blood-borne 기생충인 Plasmodium falciparum은 감염된 숙주에서 감염되지 않는 숙주로 Anopheles 모기에 의해 옮겨진다. 모기는 고여 있는 물에서 쉽게 번식한다.

한 아프리카 국가가 모기 번식지의 역할을 할 수 있는 수원지에 살충제를 투입해서 모기 매개체를 통제하는 정부프로그램을 시작했다. 이 프로그램으로 모기집단을 억제하는 데에는 성공했지만 임산부와 모유수유를 하는 여성들이 살충제가 들어간 물을 마셨다. 다른 여성들은 오염된 물로 유아용 유동식을 만들었다. 말라리아 전염의 통제와 임산부와 아이들이 살충제가 포함된 물을 마시는 것을 예방해야 하는 필요성 사이에 갈등이 발생하였다.

토론을 위한 질문

1. 정부 임원들은 살충제 프로그램을 중지해야 하는가, 지속해야 하는가?
2. 결정을 하는 데 있어 어떠한 추가 정보가 필요한가?
3. 이 상황에서 이해관계 당사자들은 누구인가?

사례 14b

개발국에서 수행한 보건연구의 부수적 의료에 대한 책임

부수적 의료(ancillary care)란 연구 참여자들이 필요로 하는 의료로서, 연구의 과학적 타당성 보장 및 연구관련 손해를 예방하거나 연구관련 상해를 치료하는 데에는 필요하지 않은 건강관리와 관련된다(Georgetown University Workshop on Ancillary Care, 2008). 이것은 연구 절차 동안 발견된 질병이나 연구와 무관한 질병에 대한 치료를 포함한다. 연구 참여자의 부수적 의료 필요성에 어떻게 최선으로 대응할 것인가는 많은 개발국의 저자원 환경에서 생기는 특정한 우려에 대한 것이다. 한 가지 예를 인용하자면, 극심한 말라리아를 앓고 있는 1~5세까지의 아이들에게 폐고혈압이 발생할 가능성이 있는지 알아보기 위해 말리의 바마코에서 연구를 계획하던 연구자가 있었다(Dickert and Wendler, 2009). 계획한 연구에는 대조군으로 건강한 아이들도 포함시켰다. 말라리아는 말리에서 빈발했고 아이들의 사망과 질병의 주요인이었다. 연구자가 우려한 이유는 자칫 자신의 연구를 통해서 중요한 미충족 의료필요(즉, 연구의 초점이 되는 질병 외의 부수적 질병)를 가진 아이들을 확인할 수 있기 때문이었다. 더욱이 확인하게 될 미충족 의료필요에 해당 지역 의료체계 내에서 충족될 수 없는 것도 포함될 수 있기 때문이었다. 그리하여 연구에 착수하기에 앞서 연구자는 소속기관에 윤리자문서비스를 요청했다. 자문을 구한 구체적인 내용은 자신과 같은 연구자들이 연구참여자들에게 부수적 의료에 대한 책임이 있는지, 있다면 얼마나 있는지를 판단하는 데에 도움을 달라는 것이었다.

토론을 위한 질문

1. 연구 참여자들 또는 가족구성원의 부수적 의료 필요성을 다루기 위해 연구자들이 가지는 윤리적 의무의 범위는 어디까지인가?
2. 어떠한 요소들이 부수적 질병을 위한 참여자의 의료혜택과 관련하여 연구자에 대한 연구 참여자의 도덕적 권리의 범위를 결정하는가?
3. 연구자가 참여자에게 어떠한 종류의 부수적 의료를 제공해야 타당한 것인가?

참고자료

Dickert, N., and D. Wendler. Ancillary Care Obligations of Medical Researchs. *JAMA* (2009):302:424-428.

Participants in 2006 Georgetown University Workshop on Ancillary Care Obligations of Medial Researchers Working in Developing Countries. The Ancillary Care Obligations of Medical Researchers in Developing Countries. *PLoS Med* (2008):5:e90.

사례 14c

아프리카에서 HIV 백신을 둘러싼 윤리적 문제

1987년 3월 19일 프랑스와 자이레(Zaire) 연구자 그룹의 한 명인 파리 Pierre and Marie Curie 대학의 Daniel Zagury라는 의사가 실험 중인 에이즈 백신을 자신에게 접종하여 면역력을 얻었다고 발표하였다(Christakis, 1988). 이후 이 연구자들이 백신을 접종한 대상은 “자이레 사람 몇 명이었는데, 모두 HIV 항체 혈청반응검사에서 음성이 나왔고

면역학적으로 정상이었다." 이 시험은 자이레의 윤리위원회의 후원을 받아왔다.

에이즈 백신의 이 첫 번째 시험은 미국이나 유럽에서 시행이 허용되지 않는 임상시험을 위해 아프리카 사람들이 "기니피그" 같은 역할을 할 가능성에 대한 문제를 제기했다. 아프리카 사람들은 서구의 연구자들이 "야만적 실험"을 수행하지 않을까라고 우려했다. 뉴욕타임스는 Zagury 그룹과 가까운 정체불명의 정보원으로부터 그들이 자이레에서 실험을 한 이유를 "프랑스에서보다 자이레에서 공식적인 허가를 얻기가 더 쉬웠다."라고 시인한 정보를 입수했다고 보도했다.

토론을 위한 질문

1. 저개발국가 연구 참여자들의 권리와 복지를 보호하기 위해 어떠한 안전장치가 필요한가?
2. 이와 같은 세계적 백신시험에 누구의 윤리적 기준이 적용되어야 하는가? 내국(이 사례의 경우, 프랑스)의 연구자들인가 아니면 현지국가인가?

참고자료

Christakis, N.A. The Ethical Design of an AIDS Vaccine Trial in Africa. *Hastings Center Rep* (1988):18:31-37.

Zaire, Ending Secrecy, Attacks AIDS Openly. *The New York Times* (February 8, 1987).

추천자료

Ajayi, O.O. Taboos and Clinical Research in West Africa. *J Med Ethics* (1980):6:61-63.

Angell, M. Investigators' Responsibilites for Human Subjects in Developing Countries. *New Engl J Med* (2000):342:967-969.

Angell, M. Ethical Imperialism? Ethics in International Collaborative Clinical Research (Editorial). *N Engl J Med* (1988):319:1081-1083.

Benetar, S.R., and P.A. Singer. A New Look at International Research Ethics. *BMJ* (2000):321:824-826.

Doumbo, O.K. It Takes a Village: Medical Research and Ethics in Mali. *Science* (2005):307:679-681.

Ekunwe, E.O., and R. Kessel. Informed Consent in the Developing World. *Hastings Center Rep* (1984):14:22-24.

Emanuel, E.J., C. Grady, R.A. Crouch, et al., editors. *The Oxford Textbook of Clinical Research Ethics.* New York: Oxford University Press (2008).

Fairhead, J., M. Leach, and M. Small. Public Engagement with Science? Local Understandings of a Vaccine Trial in the Gambia. *J Biosocial Sci* (2006):38:103-116.

Geissler, P.W. Kachinja Are Coming! Encounters Around a Medical Research Project in a Kenyan Village. *Arica* (2005):75:173-202.

Hall, A.J. Public Health Trials in West Africa: Logistics and Ethics. *IRB* (1989):11:8-10.

Hussein, G.M. Democracy: The Forgotten Challenge for Bioethics in Developing Countries. *BMC Med Ethics* (2009):22:10-13.

Hyder, A.A., S.A. Wali, A.N. Khan, et al. Ethical Review of Health Research: A Perspective from Developing Country Researchers. *J Med Ethics* (2004):30:68-72.

Ijsselmuiden, C.B., and R.R. Faden. Research and Informed Consent in Africa—Another Look. *N Engl J Med* (1992):326:830-

834.

Macklin, R. Against Relativism: Cultural Diversity and the Search for Ethical Universals in Medicine. New York: Oxford University Press (1999).

Molynewux, C.S., W. Mutemi, and K. Marsh. Trust and Informed Consent: Insights from Community Members on the Kenyan Coast. *Soc Sci Med* (2005):61:1463-1473.

Olweny, C. The Ethics and Conduct of Cross-Cultural Research in Developing Countries. *Psycho-oncology* (1994):3:11-20.

Porter, J.D.H., C. Stephens, and A. Kessel. Ethical Issues in International Health Research and Epidemiology. In Coughlin, S.S., T.L. Beauchamp, and D.L. Weed, editors, *Ethics and Epidemiology* (2nd ed.). New York: Oxford University Press (2009):227-242.

San Sebastian, M., and A.K. Hurtig. Oil Development and Health in the Amazon Basin of Ecuador: The Popular Epidemiology Process. *Soc Sci Med* (2005):60:799-807.

Schoepf, B. G. Ethical, Methodological, and Political Issues of AIDS Research in Central Africa. *Soc Sci Med* (1991):33:749-763.

chapter 15

유전자연구와 유전자검사

Genetic Research and Testing

보건연구자와 정책입안자는 유전자검사와 검진의 이용과 관련해서 점점 더 어려운 윤리적 이슈에 직면하고 있다. 개인의 유전자형이나 보균자 상태를 토대로 한 차별 가능성, 친척이나 다른 제3자에게 검사결과를 공개하는 문제, 저장된 조직 표본을 유전연구에 쓰는 데 대한 인폼드 컨센트의 충분성 문제 등이다.

유전자검사와 검진은 특정 유전자형이나 환경적 요인에 취약성을 가진 집단에 대한 체계적 연구의 일부이다. 유전자검사와 검진은 연구 목적으로 혹은 질병예방 프로그램의 일부로 수행될 수 있다. 유전질환 위험이 있거나 자손에게 위험을 줄 수 있는 개인을 확인한다. 신생아 검진은 신생아의 질병을 확인하기 위한 것인데, 유전자검진의 가장 일반적인 형태이다.

유전자검사가 차별을 초래했다는 몇 건의 보고가 발표된 바 있다. 1990년의 미국장애인차별금지법(Americans with Disabilities Act, ADA)과 같은 주(州)법과 연방법은 고용주와 보험회사에 의한 유전자검사의 차별적 사용에 있어서 중요한 보호책이 될 것이다. 부가적으로 입법, 보호 규제, 엄격한 기밀유지책 등을 마련해서 제3자에 대한 유전정보 공개 및 유포로 발생하는 위험과 잠재적 해악을 최소화하여야 한다(Natowicz, 1992).

특별한 윤리적 우려는 특정 소수민족과 인종 집단에서 빈번하게 발생하는 질환에 대한 검진프로그램에서 제기된다. 겸상적혈구 빈혈증, 테이-삭스병(Tay-Sachs disease), 지중해성 빈혈과 같은 질병에 대한 검진프로그램 등이다. 1960년대 미국에서 시작된 겸상적혈구 빈혈증 검사프로그램은 양성반응이 나온 개인의 기밀유지와 상담 필요성에 대한 대처를 제대로 못해서 정치적 비난을 받는 등 사태가 복잡했었다. 겸상적혈구 빈혈 형질을 지니고 있었던 일부 개인은 잠재적인 고용주나 보험회사에 의해 차별을 받았다(Kenen & Schmidt, 1978).

산업장의 유전자검사와 모니터링 또한 유전자 정보의 통제, 수집, 보급과 기밀유지와 관련한 문제를 야기한다. 산업장의 유전자검사는 환경적으로 질병에 걸리기 쉬운 근로자들에 대한 연구와 진단 및 배제 등 다양한 이유로 실시한다. 이러한 검사를 받도록 요청받은 근로자들은 차별이나 생계를 잃는 것에 대해 염려할 수 있다. 그리고 프라이버시 침해나 제3자에게의 정보 공개를 두려워할 수 있다.

유전자검사로 제기되는 다른 윤리적 이슈는 자신의 질병 위험에 대한 연구 참여자의 보고의무와 관련된다. 질병에 대한 유전적 소인을 알게 되고 보균자 상태가 결정되면 부적절함에 대한 느낌, 두려움, 또는 우울 등의 감정으로 심리적 건강을 해칠 수 있다. 위험이나 확률에 대한 개념을 파악하는 것이 어려울 뿐만 아니라, 자신에게 제공된 유전정보를 충분히 이해하지 못할 수 있다.

최근 인간유전학 분야의 주목할만한 발달과 분자 역학과 같은 분야의 발전으로 인해 신중한 분석과 현명한 판단을 필요로 하는 윤리적 문제가 발생한다. 이런 문제들이 다음의 사례에서 제시된다.

참고자료

Kenen, R.H., and R.M. Schmidt. Stigmatization of Carrier Status: Social Implications of Heterozygote Genetic Screening Programs. *Am J Public Health* (1978):68:1116-1120.

Natowicz, M.R., J.K. Alper, and J.S. Alper. Genetic Discrimination and the Law. *Am J Hum Genet* (1992):50:465-475.

Rowley, P.T. Genetic Screening: Marvel or Menace? *Science* (1984):225:138-144.

사례 15a

암 위험의 유전자 표지자에 대한 검사

(Douglas Weed와 Steven Coughlin이 작성한 사례연구로서,
출판사 Marcel-Dekker, Inc.로부터 허락을 얻어 실었다.)

지역 암센터의 소아 종양학자는 아동기 육종을 가진 아이의 어머니로부터 리-프라우메니 증후군(Li-Fraumeni syndrome)과 연관이 있다고 알려진 생식세포성 *p*53 돌연변이에 대해 가족들을 검사해달라는 요청을 받았다. 가족들은 5~45세 사이의 연령대였다. 상(常)염색체 우성 질환(autosomal dominant disorder)인 사람들은 아동기 연조직 육종, 골육종, 폐경기 유방암을 포함한 몇 가지 암에 걸리기 쉽다. *p*53 돌연변이에 대한 검진에서 위양성과 위음성 결과가 나올 수도 있지만 고위험 집단 대상 검사에서는 예측력이 증가한다.

뇌종양이나 육종을 발병시킬 위험이 높은 가족의 아이들에게서 종

양을 초기에 발견하면 예후가 향상될 수 있다. *p*53 돌연변이 검진의 다른 이점은 음성반응이 나온 개인의 걱정을 줄여준다는 것이다. 그러나 유전자검사와 관련된 위험으로 경제상의 잠재적 손실, 보험회사에 의한 차별, 심리적 악결과 등이 있다.

토론을 위한 질문

1. 종양학자는 이 가족구성원들을 검사해야 하는가?
2. 보험회사나 미래의 고용주에 의한 잠재적 차별, 심리적 악결과로부터 가족구성원을 보호하기 위하여 어떠한 절차가 필요한가?
3. 미성년 자녀를 위한 인폼드 컨센트에 대한 대리권을 어머니가 가져야 하는가?
4. 종양학자는 아이에게 검사 결과를 고지하고 그들의 중요성을 설명해야 하는가?

참고자료

Weed, D.L., and S.S. Coughlin. Ethics in Cancer Prevention and Control. In: Greenwald, P., B.F. Kramer, and D.L. Weed, editors, *Cancer Prevention and Control*. New York: Marcel-Dekker (1995):497-507.

사례 15b

여성의 *BRCA1*과 *BRCA2* 유방암 유전자에 대한 유전자검진

주 보건부와 지역의 두 대학에 속한 암 억제 연구자들이 지역 여성들에게서 *BRCA1*과 *BRCA2* 유방암 유전자 돌연변이의 유형을 알아보기 위한 유전자검진 연구 시행의 가능성과 유용성을 논의하기 위해 모였다. 회의는 연구자들의 다양한 이익과 미국의 다른 여성인구 집단의 암 발생 위험 관련 보도와 관련한 지역 유방암 관련단체의 문의로 열리게 되었다.

*BRCA1*과 *BRCA2* 유방암 유전자 돌연변이를 유방암과 난소암의 발생위험의 증가와 연관시켜 왔지만, *BRCA1*의 변이만 해도 100가지가 넘고 *BRCA2*의 변형도 몇 가지 확인된 바 있다(Hubbard and Lewontin, 1996). 바로 이 변형들의 정확한 해석에 대한 지식이 부족하다. 대부분은 암세포 증식과의 연관성이 입증되지 않았다. 효과적인 예방법이 없기 때문에 가족력이 어떠한지, 여성이 양성반응이 나올 때(*BRCA1*이나 *BRCA2* 변형에 대해), 여성이 무엇을 해야 하는지에 대한 분명한 대안이 없다. '조기발견'이라는 것이 무색한 이유는 실제로 발견한 것이 무엇인지 불확실하기 때문이며, '예방적' 양측유방절제술과 난소적출술과 같은 극단적인 방법을 쓴다 해도 종양이 잔여 조직에서 발생하지 않으리라는 보장이 없기 때문이다(Hubbard & Lewontin, 1996). 이런 불확실성을 기정사실로 할 때 *BRCA1*이나 *BRCA2*의 암 연관 변이에 대한 검사를 받는 여성들을 상대로 어떻게 상담을 해야 하는지 알기 어렵다.

기획 회의에 이르기까지 일련의 전화 통화에서, 연구자들은 지역 여성들의 *BRCA1*과 *BRCA2* 유방암 유전자의 존재를 알아보기 위한 유전자검진 연구 착수와 관련된 윤리적 · 정책적 이슈뿐만 아니라 다양한 과학적 이슈에 대해 토론하였다. 연구팀의 한 사람은 "보건학적 관점"에서 암 억제연구팀의 목표는 유방 X선 촬영(효용이 알려진 개입)을 받도록 격려하고, 이 지역 여성들이 암 검진에 대한 장벽을 어떻게 극복할지를 알아보는 것이어야 한다고 주장하였다. 즉, 환자에 대한 효용이 알려져 있지 않고, 위험이익 비율도 불확실한 암 위험 검사에 초점을 맞추어서는 안된다는 것이었다.

토론을 위한 질문

1. 일반 인구집단을 대상으로 실행하는 연구에서 *BRCA1*이나 *BRCA2* 변이에 대한 유전검사의 잠재적 위험은 무엇인가?
2. 연구가설의 선택과 어떤 연구를 수행하여야 하는가에 대한 결정 이면에 있는 윤리적 고려사항은 무엇인가?

참고자료

Hubbard, R., and R.C. Lewontin. Pitfalls of Genetic Testing. *N Engl J Med* (1996):334:1192-1194.

사례 15c

근로자의 유전자검진

환경노출로 인한 다양한 질병위험과 관련된 유전적 다형성에 대한 검사를 일부에서는 “과도하게 취약한(hypersusceptible)” 근로자 검진에 사용을 주장하는 실정이다.

공기 중의 먼지 입자가 근로자들에게 장기간 노출되는 한 광산촌에서, 산업보건의는 먼지로 인한 폐 손상이 염려되는 근로자들을 확인하여 이들을 재배치하도록 알파-1-안티트립신(alpha-1-antitrypsin)

결핍 여부에 대한 검진을 제안하였다. 이러한 제한을 들은 회사 관리자들은 그런 근로자들을 확인하고 해고하여 회사가 산업관련 질병에 대한 보상금 지출을 피할 수 있도록 하여야 한다고 주장했다.

토론을 위한 질문

1. 의사의 권고는 근로자나 회사의 이익을 보호했는가?
2. 근로자에 대한 어떠한 잠재적 해악이나 위험이 유전자검진과 관계가 있는가?
3. 고용과 재정적 보상에 대한 결정에서 고용주는 발병위험을 어느 정도까지 참작하여야 하는가?
4. 유전자검사의 임상 결과나 예후의 확실성이 알려지지 않았거나 불확실할 때 근로자들에게 검사결과를 제공해야 하는가? 이러한 정보에 대한 접근을 누가 통제해야 하는가?

추천자료

Allen, W., and H. Ostrer. Anticipating Unfair Uses of Genetic Information (Editorial). *Am J Hum Genet* (1993):53:16-21.

Alper, J.S., and M.R. Natowicz. Genetic Discrimination and the Public Entities and Public Accommodations Titles of the Americans with Disabilities Act. *Am J Hum Genet* (1993):53:26-32.

American College of Medical Genetics Storage of Genetic Materials Committee. Statement on Storage and Use of Genetic Materials. *Am J Hum Genet* (1995):57:1499-1500.

Andrews, L.B., J.E. Fullarton, N.A. Holtzman, et al. *Assessing Genetic Risks: Implications for Health and Social Policy*. Washington, D.C.: National Academy Press (1994).

Annas, G.J., and S. Elias, editors. *Gene Mapping: Using Law and Ethics as Guides.* New York: Oxford University Press (1992).

Austin, M.A. Ethical Issues in Human Genome Epidemiology: A Case Study Based on the Japanese American Family Study in Seattle, Washington. *Am J Epidemiol* (2002):155:585-592.

Bamshad, M., S. Wooding, B.A. Salisbury, et al. Deconstructing the Relationship between Genetics and Race. *Nat Rev Genet* (2004):5:598-609.

Berg, K. Ethical Problems Arising from Research Progress in Medical Genetics. In: *Research Ethics.* New York: Alan R. Liss, Inc. (1983).

Beskow, L.M., J.R. Botkin, M. Daly, et al. Ethical Issues in Identifying and Recruiting Participants for Familial Genetic Research. *Am J Med Genet* (2004):130:424-431.

Beskow, L.M., W. Burke, J.F. Merz, et al. Informed Consent for Population-Based Research Involving Genetics. *JAMA* (2001):286:2315-2321.

Beskow, L.M., and W. Burke. Ethical Issues in Genetic Epidemiology. In: Coughlin, S.S., T.L. Beauchamp, and D.L. Weed, editors, *Ethics and Epidemiology* (2nd ed.). New York: Oxford University Press (2009).

Billings, P.R., M.A. Kohn, M. de Cuevas, et al. Discrimination as a Consequence of Genetic Testing. *Am J Hum Genet* (1992):50:476-482.

Botkin, J.R. Protecting the Privacy of Family Members in Survey and Pedigree Research. *JAMA* (2006):285:207-211.

Buckley, J.J., Jr. *Genetics Now: Ethical Issues in Genetic Research.* Washington, D.C.: University Press of America (1978).

Burke, W., S.S. Coughlin, N.C. Lee, et al. Application of Population Screening Principles to Genetic Screening for Adult-Onset Conditions. *Genet Testing* (2001):5:201-11.

Chen, D.T., D.L. Rosenstein, P. Muthappan, et al. Research with Stored Biological Samples: What Do Research Participants

Want? *Arch Intern Med* (2005):165:652-655.

Clayton, E.W., K.K. Steinberg, M.J. Khoury, et al. Informed Consent for Genetic Research on Stored Tissue Samples. *JAMA* (1995):274:1786-1792.

Council on Ethical and Judicial Affairs and American Medical Association. Use of Genetic Testing by Employers. *JAMA* (1991):266:1827-1830.

Durfy, S.J. Ethics and the Human Genome Project. *Arch Pathol Lab Med* (1993):117:466-469.

Fost, N. Ethical Implications of Screening Asymptomatic Individuals. *FASEB J* (1992):6:2813-2817.

Foster, M.W., D. Bernsten, and T.H. Carter. A Model Agreement for Genetic Research in Socially Identifiable Populations. *Am J Hum Genet* (1998):63:696-702.

Frankel, M.S., and A. Teich, editors. *The Genetic Frontier: Ethics, Law, and Policy*. Washington, D.C.: American Association for the Advancement of Science (1994).

Goodman, K.W. Ethics, Genomics, and Information Retrieval. *Comp Biol Med* (1996):26:223-229.

Harper, P.S. Research Samples from Families with Genetic Diseases: A Proposed Code of Conduct. *BMJ* (1993):306:1391-1394.

Hodge, J.G., Jr. Ethical Issues Concerning Genetic Testing and Screening in Public Health. *Am J Med Genet Part C (Semin Med Genet)* (2004):125C:66-70.

Holtzman, N.A. The Diffusion of New Genetic Tests for Predicting Disease. *FASEB J* (1992):6:2806-2812.

Holtzman, N.A., and M.A. Rothstein. Eugenics and Genetic Discrimination. *Am J Hum Genet* (1992):50:457-459.

Holtzman, N.A. Ethical Aspects of Genetic Testing in the Workplace. *Community Genet* (2003):6:136-138.

Holtzman, N.A., and L.B. Andrews. Ethical and Legal Issues in Genetic Epidemiology. *Epidemiol Rev* (1997):19:163-174.

Juengst, E.T. Priorities in Professional Ethics and Social Policy for Human Genetics (Editorial). *JAMA* (1991):266:1835-1836.

Kevles, D.J., and L. Hood, editors. *The Code of Codes: Scientific and Social Issues in the Human Genome Project.* Cambridge, MA: Harvard University Press (1992).

Knoppers, B.M., and R. Chadwick. The Human Genome Project: Under an International Microscope. *Science* (1994):265:2035-2036.

Knoppers, B.M., and C. Laberge. DNA Sampling and Informed Consent. *CMAJ* (1989):140:1023-1028.

Kodish, E,. T.H. Murray, and S. Shurin. Cancer Risk Research: What Should We Tell Subjects? *Clin Res* (1994):42:396-402.

Lerman, C., B.K. Rimer, and P.F. Engstrom. Cancer Risk Notification: Psychosocial and Ethical Implications. *J Clin Oncol* (1991):9:1275-1282.

Li, F.P., P. Correa, and J.F. Fraumeni, Jr. Testing for Germ Line *p*53 Mutations in Cancer Families. *Cancer Epidemiol Biomark Prev* (1991):1:91-94.

McCarrick, P.M. Genetic Testing and Genetic Screening. *Kennedy Inst Ethics J* (1993):3:333-354.

McEwen, J.E., and P.R. Reilly. State Legislative Efforts to Regulate Use and Potential Misuse of Genetic Information. *Am J Hum Genet* (1992):51:637-647.

McEwen, J.E., K. McCarty, and P.R. Reilly. A Survey of State Insurance Commissioners Concering Genetic Testing and Life Insurance. *Am J Hum Genet* (1992):51:785-792.

Motulsky, A.G. Impact of Genetic Manipulation on Society and Medicine. *Science* (1983):219:135-140.

Murray, T.H. Ethical Issues in Human Genome Research. *FASEB J* (1991):5:55-60.

Ostrer, H., W. Allen, L.A. Crandall, et al. Insurance and Genetic Testing: Where Are We Now? *Am J Hum Genet* (1993):52:565-577.

Reilly, P. ASHG Statement on Genetics and Privacy: Testimony to the United States Congress. *Am J Hum Genet* (1992):50:640-2.

Report of the Committee on the Ethics of Gene Therapy. *Human Gene Therapy* (1992):3:519-523.

Walters, L. Human Gene Therapy: Ethics and Public Policy. *Human Gene Therapy* (1991):2:115-222.

Wang, S.S., F. Fridinger, K.M. Sheedy, and M.J. Khoury. Public Attitudes Regarding the Donation and Storage of Blood Specimens for Genetic Research. *Commun Genet* (2001):4:18-26.

Wendler, D. One-Time General Consent for Research on Biological Samples. Is It Compatible with the Health Insurance Portability and Accountability Act? *Arch Intern Med* (2006):166:1449-1452.

Weir, R.F., and J.R. Horton. DNA Banking and Informed Consent—Part I. *IRB* (1995):17(4):1-4.

Weir, R.F., and J.R. Horton. DNA Banking and Informed Consent—Part II. *IRB* (1995):17(5-6):1-8.

Wolf, L.E., J.A. Catania, M.M. Doicini, et al. IRB Chairs' Perspectives on Genomics Research Involving Stored Biological Materials: Ethical Concerns and Proposed Solutions. *J Empir Res Hum Res Ethics* (2008):3:99-111.

Vineis, P., and P.A. Schulte. Scientific and Ethical Aspects of Genetic Screening of Workers for Cancer Risk: The Case of the *N*-Acetyltransferase Phenotype. *J Clin Epidemiol* (1995):48:189-197.

chapter 16

후천성면역결핍증(HIV)/에이즈(AIDS)의 예방과 치료

AIDS Prevention and Treatment

후천성면역결핍증(HIV)/에이즈(AIDS)의 유행은 보건에서의 프라이버시와 기밀유지에 대한 우려를 부각시켰다. 에이즈 연구에서의 기밀유지 지침은 이 질병의 전파 초기에 만들어졌다(Bayer et al., 1984). 에이즈에 걸린 사람들은 연구 목적을 위해 공개된 정보가 그들에게 해로운 방향으로 사용될지도 모른다고 두려워했다.

에이즈 연구에 참여하는 개인은 프라이버시 상실(제한된 접근의 조건), 인터뷰하고 검사받는 데 걸리는 시간, 그리고 불안과 슬픔과 같은 심리적 악영향 등의 부담을 느낀다. 그 외에도 기밀 누설의 결과로 발생하는 비난, 고용이나 보험의 상실 등의 위험이 있다.

개인의 프라이버시를 보호하고 건강정보의 기밀성을 보장할 수 있는 조치들은 다음과 같다. 개인 식별자를 기록한 자료들의 보관처를 잠그고, 기밀성 기록에의 접근을 연구팀의 선정된 멤버에게 꼭 필요한 경우로 제한하고, 가능하면 언제든지 데이터 수집 양식과 컴퓨터 파일에서 개인 식별자를 폐기하고, 연구원들의 오리엔테이션과 연수기간 중에 의무기록의 기밀유지의 중요성을 강조하는 교육을 실시하며, 기존의 비공개 개인 식별이 허용되는 방식으로 출판 혹은 공개되는 것을 막아야 한다.

다른 윤리적 우려는 중요한 보건 목적에 도움이 되는 맹검 HIV 혈청항체연구와 관련된다. 역학적 목적을 위해 수행한 익명의 혈청항체 연구를 비맹검으로 하자는 계획서에 대해서는 논란이 거셌다. 반대 이유에는 비맹검연구가 기밀성과 프라이버시를 침해할 수 있고, 연구의 과학적 타당성을 감소시킬 뿐 아니라 더 많은 비용과 시간이 소비된다는 사실 등이 있다. 맹검연구는 개인이 참여 여부를 선택하지 않기 때문에 HIV 유행에 대해 편견이 적은 결과를 제공한다. 영국과 네덜란드 같은 일부 국가에서는 성인과 아이들의 맹검 혈청조사에 대한 논란이 이어져 왔다.

HIV/AIDS 유행으로 발생하는 다른 윤리적 이슈들은 항체검진, 보고, 파트너 고지와 관련한다. HIV에 대한 의무적 항체검진은 예외적인 몇몇 경우를 제외하고는 반대에 직면해왔다. 그 이유는 자발적인 검사가 바람직한 행동변화의 가능성이 높아 HIV 전염을 제한하는 경향이 있기 때문이다(Gostin & Curran, 1987). 의무적 검사는 프라이버시 침해, 기밀 누설과 차별의 가능성도 높인다. HIV 항체검사를 의무적으로 하는 것에 대한 논쟁의 초점은 중요한 윤리적 딜레마이다. 제3자가 HIV에 감염되는 것으로부터 보호할 책임과 기밀성을 보호하는 책임 사이의 딜레마가 그것이다(Gostin & Curran, 1987). 최근 다른 전염병을 예방하기 위한 전통적인 보건의료접근을 HIV 감염과 에이즈 억제하는 데에도 사용하여야 하는지에 대한 논쟁도 있었다. 전통적인 역학조사는 기밀 누설의무의 잠재적 위반, 프라이버시 침해, 차별에 대한 우려를 야기한다. HIV 감염에 대한 접촉자 추적조사는 약물치료클리닉에서 진료받는 개인과 대도시권에 사는 남성 동성애자들과 같은 고위험집단에게는 실용적이지 않다.

에이즈 사례는 미국의 모든 주(州)에서 보고할 수 있다. 이러한 보고는 보건 목적에 유효하다. 일부 주(州)에는 HIV 항체검사 양성반응을 보고할 것을 의무화하는 규정이 있는데 이는 다소 논란의 여지가 있을 수 있다.

다른 윤리적 문제는 HIV 감시체계와 감염된 신생아의 식별과 연관된다. 임산부와 신생아를 위한 HIV 상담과 검사 정책에 대한 논쟁은 검사를 할 때 인폼드 컨센트를 통해 환자가 자발적으로 하게 할 것인지 혹은 법적으로 의무화할 것인지에 대해 크게 논쟁이 일어난 적이 있다(Levine, 1996). 최근까지는 이 논쟁이 자발적 HIV 항체검사 쪽에 더 우호적인 편이다. 임산부를 위한 HIV 검사 정책을 분석한 예를 보면, 인폼드 컨센트를 통한 자발적 검진이 교육과 예방 및 적절한 의료서비스와 사회서비스의 바람직한 효과를 가장 잘 산출할 것이라는 결론이다(Levine, 1996). 미국 의학원(Institute of Medicine)은 개인(또는 그들의 법정 대리인)은 HIV 검사(그러한 검사가 역학적 목적으로 익명으로 이루어질 때를 제외하고)에 동의하거나 거절할 권리를 가진다는 결론을 내렸다.

그러나 임산부와 신생아 문제에 대해서는 소아 HIV 질환에서 조기진단과 치료의 이익에 대한 새로운 증거가 나오고, AIDS Clinical Trial Group Study 076의 연구결과 때문에 의견일치가 이루어지지 못하고 있다. 최근 소아과 의사들과 산부인과 의사들로 구성된 전문가 집단은 일상적 혹은 의무적 검사를 강력하게 요구했다. HIV 항체에 대한 신생아 검진은 잠재적으로 감염된 신생아는 식별이 가능하지만 확정적으로 감염된 유아는 식별할 수 없다. 게다가 모친의 HIV 상태를 공개한다. Bayer(1994)의 말대로 "아이들에 대한 의무적 검진은 부모의 목적과 관계없이 치료가 당면과제이므로 치료했을 때 아이들의 생명을 실질상 연장한다면 정당화할 수 있을 것이다. 그에 반해, 임산부의 의무적 검진을 반대할 수 있는 근거는 의사결정능력이 있는 성인에 대해 치료를 의무화하는 것은 사실상 받아들일 수 없다."는 것이다.

에이즈 예방 및 치료 노력과 관련한 몇 가지 윤리적 이슈를 다음 사례연구를 통해 살펴본다.

참고자료

Bayer, R. Ethical Challenges Posed by Zidovudine Treatment to Reduce Vertical Transmission of HIV. *N Engl J Med* (1994):331:1224.

Bayer, R., C. Levine, and T.H. Murray. Guidelines for Confidentiality in Research on AIDS. *IRB* (1984):6:1-7.

Gostin, L., and W.J. Curran. AIDS Screening, Confidentiality, and the Duty to Warn. *Am J Public Health* (1987):77:361-365.

Levine, C. Ethics and Epidemiology in the Age of AIDS. In: Coughlin, S.S., and T.L. Beauchamp, editors, *Ethics and Epidemiology*. New York: Oxford University Press (1996):239-254.

사례 16a

가정에서 이루어지는 HIV검사를 둘러싼 윤리적, 공공정책적 이슈

수년 동안의 격렬한 논쟁 후 미국 FDA는 최근 인간면역결핍바이러스(HIV) 항체(즉, HIV 감염의 증거) 검사를 자신의 주거지인 사적공간에서 할 수 있는 진단검사도구를 승인하였다. 이러한 검사도구(전화상담 서비스 제공)의 도입으로 상당한 논란이 생겼다(Harris, 1994). 반대자들은 검사절차의 중요한 단계에서 의료전문가의 역할 변화, 위양성 검사결과를 둘러싼 잠재적 문제와 전화상담이 HIV 항체 혈청반응 양성을 진단받은 개인들에게 자살 위험성을 증가시킬 것이라고 경고했다. FDA의 윤리 · 정책적 문제의 중심은 "일부 사람들에게 심각한 심리적 후유증의 가능한 위험에도 불구하고 HIV 가정용 검사도구를 인가하여야 하는가라는 문제이다."(Bayer et al., 1995).

토론을 위한 질문

1. HIV 가정용 검사는 개인과 보건 분야에 어떤 잠재적 이익이 있는가? 위험은 무엇인가?
2. 처방약과 의료기구에 대한 연방 규제와 법령의 목적은 무엇인가?
3. FDA가 HIV 가정용 검사를 인가하지 않았다면, 그 결정이 지나치게 간섭주의적이겠는가?

참고자료

Bayer, R., J. Stryker, and M.D. Smith. Testing for HIV Infection at Home. *N Engl J Med* (1995):332:1296-1299.

Harris, H.R. Medical Groups, AIDS Activists Reject At-Home Testing. *The Washington Post.* (April 9, 1994):G1.

사례 16b

항레트로바이러스 약물치료를 포함한 복합치료의 고비용 문제

1996년 7월 브리티시 컬럼비아 주의 밴쿠버시에서 열린 국제에이즈학회에서, 프로테아제 억제제로 알려진 새로운 종류의 약품을 포함한 항레트로바이러스약을 추가해서 HIV 농도를 감소시킬 수 있다는 과학적 연구결과가 발표되었다. 프로테아제 억제제가 역전사효소억제제(예: AZT)를 한 개 이상 복합처방하면 환자 혈액에서 바이러스의 양을 발견 가능한 수준 이하로 감소시키는가 하면 그 효과가 몇 개월이나 지속된다는 것이다. 이 극적인 결과가 맞다면, 에이즈가 곧 약물치료에 반응하는 당뇨(diabetes mellitus, DM)와 유사한 만성질환이 될 것이라는 희망이 있다(Dunlap, 1996).

낙관적인 분위기에도 불구하고 학회 참여자들 중 많은 이들이 새 치료법을 제공받을 만한 경제적 여유가 있는 사람과 없는 사람들 사이의 큰 격차에 우려를 나타냈다. HIV 감염에 대한 복합약 치료법은 미국에서 연간 2만 달러까지 비용이 드는 것으로 추정한다(New York Times, 1996). 에이즈가 급속히 퍼지고 있는 개발국의 국민에게는 유망한 새 치료법에 접근할 수 있을 희망이 거의 없다.

토론을 위한 질문

1. 개발국의 국민을 포함해서 빈곤한 개인들에게 자력으로는 구입할 수 없는 잠재적 구명치료를 어느 정도까지 제공하여야 하는가?

2. 구명치료법을 개발하는 제약회사는 시장이 감당하는 한 높은 약가를 책정할 자유가 있어야 하는가, 아니면 약가에 대해서 어느 정도 규제를 하여야 하는가?

참고자료

Dunlap, D.W. In the AIDS Fight, Bells of Hope from Vancouver. At a Conference, Talk of Life, Not Death. *The New York Times* (July 15, 1996):A6.

Drug Companies Turn Aggressive in Promoting New Drugs for AIDS. *The New York Times* (July 5, 1996):A1, C6.

사례 16c

아프리카 1개국의 HIV 양성 아이들에 대한 연구

2009년 국가통계원(National Statistics Institute)의 HIV/AIDS 결과연구에서 밝힌 바에 의하면 모잠비크의 14세 미만 아이들의 약 15만 명이 바이러스를 갖고 있는데 항레트로바이러스 치료를 받고 있는 아이들은 10,477명에 불과했다. CD4의 수가 200mm^3 이하인 아이들은 모잠비크에서 무료로 항레트로바이러스 치료를 받을 수 있다. 실제로 치료를 받는 아이들 대다수는 수도에 인접한 마푸토 지역(Maputo Province)에 거주하고 있었다. 그 외 지역에 사는 많은 아이들은 이 사업의 혜택을 받지 못하고 있었다. 특히 농촌지역에 사는 아이들 중에서 부모가 보건소나 낫병원으로 갈 교통비를 대주지 못하는 경우가 그렇다. 연구에 의하면 모잠비크에는 약 15만 명의 HIV 양성인 임산부가 있고 매일 전국적으로 약 85명의 아이들이 수직감염을 통해 감염되고 있다고 한다. 연구결과가 나온 직후, 유엔 아동기금의 대표가 소아치료는 물론 모자감염 예방으로 박차를 가하도록 정부에 호소했다. 2009년 말까지 모잠비크에서만 AIDS 관련 질환으로 양친을 잃은 아이들이 34만 7천 명이나 된다고 한다.

토론을 위한 질문

1. 정부와 비정부기관이 HIV/AIDS 전파와 같은 보건위기를 효과적으로 극복하기 위한 정책이나 사업의 기획을 돕는 데 보건연구가 하는 역할은 무엇인가?
2. 인구집단 중에서 고아들을 포함한 아이들과 도시 및 농촌지역의 거주민 등 세부 인구집단을 위한 의료사업이나 예방사업에 있어서의 자원 분배 결정을 뒷받침하는 윤리원칙은 무엇인가?

참고자료

Mozambique: Children Still Miss Out on Treatment. *PlusNews*. Available at http://www.plusnews.org. Accessed July 30, 2009.

사례 16d

HIV 수직감염 예방을 위한 AZT 임상시험

(Judith La Rosa가 개발한 수업 교재에서 발췌한 사례연구로서, 저자의 허락을 받아 수정된 형태로 여기에 싣는다.)

AZT 임상시험이 임신기간 동안 산모에서 아이로의 HIV 수직감염의 예방가능성 연구와 관련해서 미국 국립 알레르기 · 감염성질환 연구소로부터 3년간 10만 달러의 지원금을 받았다. AZT의 예방효과는 이 연구시점에서는 결정적이지 않았지만, 약은 HIV 수직감염 예방이 가능하다는 예비결과를 보여주었다.

연구대상 인구집단(국립보건원이 승인한)은 대부분 저소득 주택단지에 사는 라틴계와 아프리카계 미국인 임산부 250명으로 구성되었다. 연구자들은 지역사회 지도자들의 연구지원 협조를 얻어냈다. 지역사회에 이용이 편리한 클리닉을 설립했고 보조인력으로 스페인어를 사용하는 사람들을 고용했다.

클리닉 인근에 연구 참여자의 아이들을 위한 탁아소를 추가로 설립했고 참여자들은 교통비도 상환받았다. 연구의 주요 경과시점에서 25달러씩, 총 100달러의 인센티브가 참여의향이 있는 사람들에게 주어졌다.

토론을 위한 질문

1. 이 연구에서 참여자의 등록을 뒷받침할 충분한 과학적 증거가 있었는가?
2. 탁아소 제공, 교통비 상환에 추가로 주어진 금전적 인센티브는 조장인가, 강압인가?

추천자료

Bayer, R. *Private Acts, Social Consequences. AIDS and the Politics of Public Health.* New York: The Free Press (1989).

Bayer, R., N.N. Dubler, and S. Landesman. The Dual Epidemics of Tuberculosis and AIDS: Ethical and Policy Issues in Screening and Treatment. *Am J Public Health* (1993):83:649-654.

Bayer, R., L.H. Lumey, and L. Wan. The American, British, and Dutch Responses to Unlinked Anonymous HIV

Seroprevalence Studies: An International Comparison. *Law Med Health Care* (1991):19:222-230.

Bayer, R., and C. Edington. HIV Testing, Human Rights, and Global AIDS Policy: Exceptionalism and Its Discontents. *J Health Polit Policy Law* (2009):34:301-323.

Blendon, R.J., and K. Donelan. Discrimination Against People with AIDS. The Public's Perspective. *N Engl J Med* (1988):319:1022-1026.

Bonkovsky, F.O. Ethical Issues in Perinatal HIV. *Cin Perinatol* (1994):21:15-28.

Brandt, A.M. AIDS in Historical Perspective: Four Lessons from the History of Sexually Transmitted Diseases. *Am J Public Health* (1988):78:367-371.

De The, G., F. Buonaguro, N. Charpak, et al. Ethical Issues in Research on Control of the HIV/AIDS Epidemic: Report from a Workshop of the World Federation Of Scientists, Erice, Sicil, Italy, 22-24 August 2003. *Acta Paediatr* (2004):93:1125-1128 [erratum in *Acata Paediatr* (2004):93:1407].

Faden, R.R., G. Geller, and, M. Powers. *AIDS, Women, and the Next Generation.* New York: Oxford University Press (1991).

Fee, E., and D.M. Fox, editors. *AIDS. The Making of a Chronic Disease.* Berkeley, CA: University of California Press (1992).

Gostin, L., and W.J. Curran. Legal Control Measures for AIDS: Reporting Requirements, Surveillance, Quarantine, and the Regulation of Public Meeting Places. *Am J Public Health* (1987):77:214-218.

Kegeles, S.M., T.J. Coates, T.A. Christopher, and J.L. Lazarus. Perceptions of AIDS: The Continuing Saga of AIDS-Related Stigma. *AIDS* (1989):3(I Suppl):S253-S258.

Kelly, K. Obtaining Consent Prior to Prenatal HIV Testing: The Value of Persuasion and the Threat of Coercion. *AIDS Public Policy J* (2004):18:98-111.

Levine, C. Children in HIV/AIDS Clinical Trials. Still Vulnerable

After all These Years. *Law Med Health Care* (1991):19:231-237.

Mann, J.M., D.J.M. Tarantola, and T.W. Netter, editors. *AIDS in the World*. Cambridge, MA: Harvard University Press (1992).

Nusbaum, N.J. Public Health and the Law: HIV Antibody Status and Employment Discrimination. *J AIDS* (1989):2:103-106.

Ohi, G., H. Terao, T. Hasegawa, et al. Notification of HIV Carriers: Possible Effect on Uptake of AIDS Testing. *Lancet* (1988):947-949.

Ploughman, P. Public Policy versus Private Rights: The Medical, Social, Ethical, and Legal Implications of the Testing of Newborns for HIV. *AIDS & Public Policy Journal Winter* (1995)/(1996):10:182-204.

Reamer, F.G., editor. *AIDS & Ethics*. New York: Columbia University Press (1991).

Rennie, S., and F. Behets. AIDS Care and Treatment in Sub-Saharan Africa: Implementation Ethics. *Hastings Center Rep* (2006):36:23-31.

UNAIDS. Creating Effective Partnerships for HIV Prevention Trials: Report of a UNAIDS Consultation, Geneva 20-21 June 2005. *AIDS* (2006):20:W1-W11.

Zulueta, P. The Ethics of Anonymised HIV Testing of Pregnant Women: A Reappraisal. *J Med Ethics* (2000):26:25-26.

chapter 17

희소한 의료자원의 분배와 보건의료개혁

Allocation of Scarce Resources and Health Care Reform

의료서비스를 포함해서, 불충분한 자원의 정의로운 분배에 대해서도 종종 보건윤리적인 검토가 이루어진다. 예산제약과 보건의료개혁 시대를 맞아 이 주제의 중요성에 대해서만큼은 논란이 없다. 의료비 증가와 자원의 제한 때문에 모두에게 이익이 되면서도 모든 사람을 위한 의료를 관리할 수 있는 시술과 예방조치를 모두에게 제공하기는 불가능하다(Smith, 1996).

관리의료(managed care)에서 비용억제 노력은 고비용서비스가 필요한 환자를 위해야 하는 의료인의 의무와 상충할 수 있다. 환자의 최선을 위하는 것과 불충분한 자원의 정의로운 분배를 보장하는 일 사이의 긴장은 관리의료의 윤리에서 중심 이슈이다. 의사들이 전통적으로 그들 환자의 이익을 대변하는 상황에서는 자율성 존중과 선행의 원리가 주도하지만 관리의료조직(HMOs)과 같은 기관들은 효율, 비용효과, 비용절감과 최적의 자원배분의 개념이 주도한다(Perkel, 1996). 다른 윤리원칙들과 과도하게 상충하지 않도록 의료자원을 분배하는 공평한 방법을 찾는 것이 과제이다.

의료서비스와 같은 재화와 서비스의 공평한 분배는 1장에서 소개한 정의의 원칙(이익과 위험성 분배의 공정성 및 형평성의 원칙)에 입각한다. 정의에 대한 공리주의 이론은 공공재가 최대화할 수 있는 기준을 강조한다. 하지만 공리주의의 접근은 인구집단의 작은 하위 집단에 대한 이익 및 위험의 최종 분배를 충분히 고려하지 못할 수 있다.

반면, 정의에 대한 자유주의 이론은 사회적 자유와 경제적 자유에 대한 권리를 강조한다. 또한, 보건연구의 잠재적 이익과 같은 재화와 서비스의 분배는 시장에 맡기는 것이 최선이라고 주장한다. 진정한 자유시장에서의 사건들은 정부에 의한 사회적 기획의 문제가 아니라 개인의 선택과 기업의 문제라는 것이다. 이 계통의 이론들은 사회경제적으로 최저수혜자인 사람들을 거의 보호하지 않는다.

정의에 대한 평등주의 이론은 사회에 속한 개개인 또는 집단은 잠재적 이익의 분배에서 동등한 몫을 가져야 한다는 것을 함축한다. 존 롤즈(John Rawls)가 제시한 정의론은 사회는 자원의 분배에서 생긴 불평등을 교정할 책임을 가진다고 주장한다. 이 이론에 따르면 최저수혜자들이 의료와 같은 공공서비스로부터 최대의 이익을 얻어야 한다는 것이다. 이 이론의 문제점 중 한 가지는 사회 전체적으로 이용 가능한 자원을 감소시킴으로써 자원의 총효용을 감소시킬 수 있다는 것이다. 이 이론은 또한 최저수혜자쪽으로 편향되거나 잘못된 자원분배를 허용한다. 그럼에도 불구하고 롤즈의 이론은 최저수혜자들을 돕는 것이 궁극적으로 사회전체에 이익을 준다는 것을 입증할 수 있다면 사회적으로 혜택을 받지 못하는 사람들의 이익극대화를 뒷받침할 수 있다고 보았다(Beauchamp & Childress, 1994).

분배적 정의와 희소한 자원의 배분과 관련한 많은 이슈를 사례연구를 통해 볼 것이다. 첫 번째 사례는 보건행정이라는 보건의료 분과에서 나온 것이다.

참고자료

Beauchamp, T.L., and J.F. Childress. *Principles of Biomedical Ethics* (4th ed.). New York: Oxford University Press (1994).

Perkel, R.L. Ethics and Managed Care. *Med Clinics North Am* (1996):80:263-278.

Smith, A.J.K. Avoiding the Ethical Pitfalls of Managed Care. *Minn Med* (1996):79:24-26.

사례 17a

HMO 계약

1990년대 중반에, 영리조직인 관리의료조직(HMOs)에 가입한 많은 환자들이 그들이 의사에게서 받은 권고의 정직성에 대해 의문을 갖기 시작했다. 당시 많은 HMO 계약에는 비평가들이 소위 "함구령(gag rule)"이라고 부른 약정이 들어있었다. 서비스를 제한하고 비용을 절감하도록 하면서 의사들에게 제공하는 재정적 인센티브를 포함해 특정 정보를 공개하는 것을 금하는 것이다. HMOs가 의사들에게 환자에 대한 서비스를 최소화하고 치료횟수를 줄이고 비용이 적은 것을 권고하는 데 대한 재정적 인센티브를 지급하고 있었던 것을 비난하였다. 그럼에도 불구하고 관리의료, HMOs, 다른 비용절감 조치들은 행위별수가제의 접근과 연관된 고삐풀린 의료비 상승을 억제하는 데에 도움이 될 수 있다.

1996년에 미국연방정부는 이러한 함구령을 불법으로 규정하고 이를 금하는 몇 개 주(州)의 손을 들어주었다.

토론을 위한 질문

1. 의사들은 어떻게 일부 영리 HMO 계약에 들어있는 함구령을 개별환자의 이익을 위해야 하는 책임과 조화시킬 수 있는가? 이 조항들은 어떤 이해상충을 나타내는가?
2. 치료 대안에 대해 환자들에게 충분히 고지할 의사의 책임은 무엇인가?

참고자료

Gagging the Doctors. Critics Charge that Some HMOs Require Physicians to Withhold Vital Information from their Patients. *Time* (January 8, 1996):50.

사례 17b

이주증명서를 소지하지 않은 외국인의 의료관리

1994년 캘리포니아 유권자들은 의료를 포함한 공공서비스에 대한 불법이주자의 접근을 제한하거나 없애기 위한 Proposition 187호를 가결했다. 이 조치의 한 조항은 의료제공자들에게 당국에 불법이주가 의심되는 사람들을 보고할 것을 요구했다. "연방법이 요구하는 응급의료 외의 서비스를 요구하는 사람에 대해 해당 주의 공공의료기관은 제공된 정보를 토대로 연방법을 위반한 미국 내 외국인인 것으로 판단되거나 합당한 의심이 되는 경우 다음 각 호를 지켜야 한다. (1) 해당 기관은 그 사람에게 서비스를 제공해서는 안 된다. (2) 해당 기관은 서면으로 당사자에게 불법이주 상태를 통보하고, 지위를 취득하거나 미국을 떠나야 한다는 것을 알려야 한다. (3) 또한, 주(州) 보건당국, 캘리포니아 법무장관, 미국 이민귀화국에 불법이주 상태를 보고하고, 다른 공공기관이 요구하는 추가 정보를 제공하여야 한다."

법안이 통과된 후 불법이주자들이 추방이 두려워 의료이용을 포기하고 있다는 여러 건의 보고가 있었다(Ziv & Lo, 1995). 초기 보고에 따르면 일부 클리닉의 환자 수가 20%나 감소했다고 한다. 그 외에 결핵감염 증가의 공포도 있었다. 남부 캘리포니아 병원협회의 대변인은 Proposition 187호를 "보건 악몽"이라고 불렀다.

토론을 위한 질문

1. 이주증명서를 소지하지 않은 외국인들은 의료서비스를 받을 권리가 있는가? 그들의 의료비를 미국의 합법적 거주자로부터 징수한 세금으로 지불해야만 하는가?
2. 의료제공자들은 당국에 불법이주자를 넘겨야 하는가?
3. 공공정책의 목적을 위해 전염성 질환과 다른 질환을 구분해서 불법이주자들에게 의료서비스가 필요할 수 있는 상황을 구분하는 것이 가능한가?

참고자료

Aston, G. Hospitals Join the Fight. *American Hospital News* (January 9, 1995):7.

Ziv, T.A., and B. Lo. Denial of Care to Illegal Immigrants: Proposition 187 in California. *New Engl J Med* (1995):332:1095-1098.

사례 17c

사회경제적 불이익을 받는 집단의 암 검진

(Douglass Weed와 Steven Coughlin이 작성한 사례연구로서, 출판사 Marcel–Dekker, Inc.로부터 허락을 얻어 실었다.)

암 검진에 대해 추천하는 지침에 응하도록 개인을 장려하는 교육사업을 수행하는 지역사회조직은 저소득 거주자들이 기존의 교육프로그램에서 혜택을 얻지 못할 수 있다고 우려했다(Weed & Coughlin, 1995). 암 관리 권역 중 많은 수에서 암 사망률이 특히 사회경제적 지위가 낮은 환자들 사이에서 높고, 사회경제적 요인은 진단 당시의 암의 단계와 생존률에 중요한 역할을 하는 것으로 나타났다. 게다가 소득, 교육수준이나 고용 상태로 측정했을 때 사회경제적 지위가 낮을수록 암 검진에 대한 추천 지침을 따르지 않는 것으로 나타났다. 의료보험의 미가입, 구매 가능한 서비스의 부족, 교통이나 접근성의 결여, 가족 부담 등의 구조적 장벽들로 인해서 많은 저소득 거주자들이 예방적 의료를 받지 못할 수 있다(Denniston, 1981). 또한 경제적으로 취약한 사람들은 검진을 받더라도 추후 검사와 치료를 받지 않을 확률이 높다.

토론을 위한 질문

1. 이 지역사회조직은 보유한 자원의 어느 정도를 사회경제적 지위가 낮은 사람들의 암 예방과 조기발견에 기여해야 하는가? 그러한 결정의 기초로 어떤 것들을 고려해야 하는가?
2. 의료 당국은 최저수혜자계층을 겨냥한 교육프로그램이나 매체를 통한 캠페인이 대상 집단에게 접근 가능한 것인지를 어떻게

판단하여야 하는가? 인폼드 컨센트와 같은 특정 양식이 필요한가?

참고자료

Weed, D.L., and S.S. Coughlin. Ethics in Cancer Prevention and Control. In: Greenwald, P., B.F. Kramer, and D.L. Weed, editors, *Cancer Prevention and Control.* New York: Marcel-Dekker (1995):497-507.

Bloom, J.R., W.A. Hayes, F. Saunders, et al. Cancer Awareness and Secondary Prevention Practices in Black Americans: Implications for Intervention. *Fam Commun Health* (1987):10:19-30.

Denniston, R.W. Cancer Knowledge, Attitudes, and Practices Among Black Americans. In: Mettlin, C., and G.P. Murphy, editors, *Cancer Among Black Populations.* New York: Liss (1981):225-236.

추천자료

Anand, S., F. Peter, and A. Sen. *Public Health, Ethics, and Equity.* New York: Oxford University Press (2004).

Annas, G.J. Reframing the Debate on Health Care Reform by Replacing our Metaphors. *N Engl J Med* (1995):332:744-745.

Bayer, R. Ethical Challenges Posed by Zidovudine Treatment to Reduce Vertical Transmission of HIV. *N Engl J Med* (1994):331:1224.

Bayoumi, A.M. Equity and Health Services. *J Public Health Policy* (2009):30:176-182.

Fromer, L.M. Ethics in Managed Care. *Hosp Pract* (1994):29:51-52.

Jecker, N.S. Business Ethics and the Ethics of Managed Care. *Trends Health Care Law Ethics* (1995):10:53-55.

Lappe', M. Ethics and Public Health. In: Last, J.M., editor, *Maxcy-Rosenau's Public Health and Preventive Medicine* (12th ed.). Norwalk, CT: Appleton-Century-Crofts (1986):1867-1877.

La Puma, J. Anticipated Changes in the Doctor-Patient Relationship in the Managed Care and Managed Competition of the Health Security Act of 1993. *Arch Fam Med* (1994):3:665-671.

Macklin, R. The Ethics of Managed Care. *Trends Health Care Law Ethics* (1995):10:63-66.

Morreim, E.H. *Balancing Act: The New Medical Ethics of Medicine's New Economics.* Dordrecht: Kluwer (1995).

Parish, D.C. Medical Ethics and Managed Care. *J Med Assoc Georgia* (1995):84:171-172.

Pellegrino, E.D. Ethics. *JAMA* (1994):271:1668-1670.

Potter, R.L. An Integrated Ethics Program for Managed Care Organizations. *Trends Health Care Law Ethics* (1995):10:87-90.

Powers, M., and R. Faden. *Social Justice: The Moral Foundations of Public Health and Health Policy.* New York: Oxford University Press (2006).

Roman, K.M. Medical Ethics vs. Managed Care: Medical Journals Voice Physicians' Concerns. *J Arkansas Med Soc* (1995):92:125-126.

Schmidt, V.H. Models of Health Care Rationing. *Current Sociol* (2004):52:969-988.

Thomasma, D.C. The Ethics of Managed Care and Cost Control. *Trends Health Care Law Ethics* (1995):10:33-36.

교수자용 지침

이 책에 나오는 사례들과 사례마다 이어지는 토론을 위한 질문들은 대학원 과정의 보건윤리 시간이나 보수교육 프로그램에서 활용하도록 의도한 것이다. 그 외에도 보건윤리에 대한 인터액티브 강의 시리즈라든지 워크샵에서 활용하기에도 적합하다. 사례 중에는 보고된 적이 없는 것들도 많지만 터스키기 매독연구와 같이 인구집단 대상 연구의 윤리에서 많이 알려진 사례라든지 돼지독감 사례처럼 최근 사건에서 추린 것들도 많이 있다. 이런 사례들의 묶음은 윤리적 쟁점에 관한 인지도를 높이기 위한 교육과정에 특히 유용한 조합이 될 것이다.

보건윤리에 대한 강의 경험이나 워크샵 운영 경험을 통해 보건대 사례연구 접근방식은 권장할 만하다. 특정 주제에 관한 사례들을 학생들이 검토한 다음에 분석하고 토론하도록 하면 된다. 비교적 학생 수가 적을 때에는 "원탁" 회의 방식으로 서로 마주보며 토의하게 할 경우에 가장 적합하다고 하겠다.

토론의 리더로서 교수자가 할 역할은 윤리적 문제와 보건에서 제기되는 갈등을 찾아내서 해결하는 방법을 배우도록 도와주는 것이다. 이런 목표를 달성하기 위해서는 주어진 주제에 대한 읽을거리를 주고 관련된 사례를 제시한 후에 강의와 소그룹 토론을 적절하게 조합하여 운영하면 좋을 것이다. 이때 학생들에게 보건 영역의 연구와 실천에서의 윤리에 관해 쏟아져 나오는 문헌을 많이 살펴보도록 하여야 한다. 이 책에 제시한 목록으로 시작해도 좋을 것이다.

이 책에서 망라하는 주제들은 전반적으로 책의 장별 개요에 나타나 있다. 보건윤리의 틀, 보건전문가들을 위한 윤리지침, 프라이버시와 기밀보호, 인폼드 컨센트를 둘러싼 쟁점, 랜덤화 임상시험의 윤리, 임상시험심의위원회, 보건전문가들의 커뮤니케이션 책임, 연구결과의 출판과 해석을 둘러싼 쟁점, 이해상충, 연구지원의 윤리 및 보건연구의 과학적 부정행위 등을 다루고 있다. 그 외에도 보건의 실천적 영역에서의 윤리, 다문화연구의 윤리, 유전자에 따른 차별 문제, 에이즈 예방과 치료에서의 윤리, 희소한 자원의 분배와 의료 개혁 등에 대한 것들도 다룬다. 이러한 주제들을 다루는 데에 있어서 중요한 것은 인폼드 컨센트와 같은 윤리적 쟁점에 대한 문화적 차이와 관점의 차이를 논의하는 것이고, 아동과 노인, 빈민 등 취약한 사람들에 대한 연구에서 제기되는 쟁점을 확인하는 것이다. 토론을 위한 사례연구와 주제에는 연구참여자에 대한 책임이라든지 사회에 대한 책임, 고용인에 대한 책임, 그리고 연구비 지원처에 대한 책임, 그리고 동료전문가에 대한 책임도 포함되어야 한다.

보건윤리에 대한 교육과정은 학생들의 도덕적 인격을 고양하려고 개발한 것이 아니다. 학생들이 보건 분야의 연구와 실천에서 제기되는 윤리적 쟁점을 성공적으로 다루기 위해 필요한 개념적인 능력과 의사결정 능력을 키우기 위한 것이다. 사례연구 방식을 통해서 가르칠 수 있는 보건윤리의 인지적 측면은 보건연구와 실천에서의 윤리적 측면의 확인, 보건의 윤리적 쟁점과 공공보건에서의 문제, 보건전문가로서 자신의 개인적 가치와 책무에 대한 비판적 반성, 인구집단 대상 연구에서의 인폼드 컨센트의 요소와 같은 중심적 개념들에 대한 지식, 중요한 의사결정 절차에 대한 이해, 보건윤리의 실제 사례에 윤리적 의사결정의 개념과 방법을 적용하기 등이다. 특히 이 마지막 측면에는 관련 원칙, 규칙, 의무 또는 책무를 확인하기라든지 원칙들 간의 상충을 명료화하기 및 구체화를 통한 상충의 해결 시도하기, 도덕적 추론을 통한 윤리적 의사결정 및 정당화하기가 포함된다. 이 과정에서 중요한 부분은 윤리적 선택에 대한 반론으로 어떤 것이 있을 수 있는지를 확인하고 그러한 반론의 근거가 될 수 있는 것이 무엇인지를 확인한 다음 재반론을 구성하거나 이미 내렸던 기존의 결정을 수정하는 일이다.

이어지는 토론에서는 책에 제시된 사례들을 집약한 분석을 제공하려고 한다. 이 내용이 교수자는 물론 학생들에게 유용하면서도 흥미를 끄는 것이 되기를 바란다.

참고자료

Coughlin, S.S. Model Curricula in Public Health Ethics. *Am J Prev Med* (July 1996):12:247-251.

Culver, C.M., K.D. Clouser, and B. Gert, et al. Basic Curricular Goals in Medical Ethics. *New Engl J Med* (1985):312:253-256.

Pellegrino, E.D., M. Siegler, and P.A. Singer. Teaching Clinical Ethics. *J Clin Ethics* 1990;1:175-180.

2장 프라이버시 보호와 기밀유지

HIV 감염위험이 높은 사람들로부터 수집한 정보의 기밀성과 관련한 첫 번째 사례는 HIV/AIDS 연구에서 발생하는 기밀과 동의에 대한 몇 가지 이슈를 보여준다. 연구자들은 당시 인폼드 컨센트에서 정한 인터뷰 정보의 기밀유지 보장의 필요성과 오염된 혈액을 받은 사람들을 보호해야 할 필요성을 비교 평가해야 한다. 특정한 상황에서 의료정보의 기밀성을 보장해야 하는 자율성 존중 원칙에 기반한 의무는 이것과 상충하는 다른 원칙이나 행동지침보다 우선하는 것이 타당할 수 있다. 여기에 제시된 사례에서 HIV에 오염된 혈액을 수혈받았을 사람들의 권리와 의무 또한 고려해야 한다. 의료정보의 기밀성을 엄격히 보호하기 위해 연구 참여자의 권리와 연구자들의 의무를 고려하는 것은 아직 충분하지 않다.

연구자가 기밀유지 약속을 위반하는 것이 허용될 수 있는 상황은 어떤 것인가? 어떠한 조건에서 정보를 공개해도 되는가? 헌혈 경험이 있는 HIV 혈청양성인 개인에게 다시 연락해서 혈액이 폐기됐는지 여부를 확인하려면 적십자에 알아봐야 하는데 정보를 공개하는 데 대한 승인을 요청하는 것은 가능할 것이다. 그런 경우에도 적십자가 준용하는 기밀유지 지침이 차후 고려사항이 될 것이다.

연구자들은 또한 법을 준수할 의무를 가지며 판례법과 연방규정과 주정부규정(이것은 상당히 달라질 수 있지만)에 이 같은 상황에서의 행동 지침이 있을 것이다.

연구자들은 일반적으로 그들의 인터뷰 절차를 구성하고 참여자의 인폼드 컨센트를 얻기 전에 이러한 문제를 예상하려고 노력해야 한다. 그러나 말하기는 쉽지만 실행하는 것은 어려울 수 있다.

두 번째 사례연구에서 의무기록접근을 통제하는 주(州) 프라이버시 법과 임상시험심의위원회(IRB)에 의한 엄격한 해석은 역학연구의 장애물로 여겨진다. IRB의 역할은 위험성과 연구의 이익을 확인하고 참여자의 인폼드 컨센트를 얻기 위한 절차가 적절한지 확인하는 것이다. 이 사례가 제시하듯이, IRB는 연구를 수행하는 기관의 이익을 보호한다.

환자들은 개인의 프라이버시와 그들의 의무기록의 기밀성이 보호

될 것이라고 기대한다. 몇 가지 경우를 제외하고 그들의 의무기록은 그들이 인폼드 컨센트를 제출하지 않는 한 제3자에게 공개되어서는 안 된다. 그러나 이러한 권리는 절대적이지 않기 때문에 환자의 인폼드 컨센트 없이 일상적으로 제3자에게 의무기록이 공개되는 여러 상황이 있다(예: 품질보증팀이나 자격이 확인된 보건의료연구자들에게 기록 공개). 연구를 하지 않으려고 할 경우의 윤리적 함의 또한 고려해야 한다. 지나치게 제한적인 프라이버시 보호법 때문에 질병의 원인과 예방에 대한 중요한 새로운 통찰을 얻기 어려울 수 있다. 사회, 미래 환자와 커뮤니티에 대한 보건연구의 이익이 환자의 기밀성을 보호할 필요성을 상쇄시킨다고 결론짓는 것은 합리적으로 보이는데, 특히 환자의 잠재적 위험성이 최소이고 연구 프로토콜을 IRB가 심사하는 경우는 더욱 그렇다. 그리고 이런 경우 의무기록을 연구팀원이 보기 전에 환자 인폼드 컨센트를 얻는 것이 가능하지 않다.

물론 연구자들은 개인 의료정보의 기밀성을 엄격히 보호할 책임이 있다. 개인의 프라이버시를 보호하고 의료정보의 기밀성을 확실히 하는 조치들은 다음과 같다. 개인 식별자를 가진 기록들의 보관처를 잠그고 접근권한을 연구팀의 선정된 멤버에게 꼭 필요한 경우로 제한하고, 데이터 수집 양식과 컴퓨터 파일로부터 개인 식별자를 시간 내에 분리 폐기하고, 연구원들의 오리엔테이션과 연수시간에 의무기록의 기밀유지의 중요성을 강조하는 교육을 실시하고, 기밀 누설 발생이 일어날 형태로 데이터의 공개나 발표를 방지하는 여러 조치를 마련한다.

세 번째 사례는 제3자에게의 암 등록 데이터 유포와 관련된다. 보건연구자들은 법을 존중해야 한다. 그리고 이러한 법정판결에서 나온 법원 소환장이 법적 구속력이 있다. 일리노이 주 보건부의 관리자들은 의료정보의 기밀성을 보호하기 위해 보건전문가의 의무를 법원에 알리려고 했지만 권고사항의 일부만 지켜졌다. 이름과 주소 같은 개인 식별자 기록이 삭제되었을 때에도 우편번호의 연계를 통한 기밀 누설의 잠재성이 여전히 있었다. 보건관리자가 제3자에게 기밀성 의료정보를 인계하도록 요구되는 향후 사례로부터 의도하지 않은 기밀 누설의 유래를 예방하기 위한 개선된 법률이 필요하다.

원인이 확정될 수 있다고 가정할 때 정의의 원칙에 따라 신경아세포종이 발병한 아이들이 질병에 대한 재정적 보상을 받을 자격이 있다. 이 사례에서 질병에 대해 보상받는 신경아세포종 희생자의 권리는 일리노이 주 보건부가 수집한 의료정보의 기밀성을 보호할 필요성과 비교되어야 한다. 자율성 존중의 원칙은 기밀성 규칙의 기초가 된다.

3장 보건연구에서의 인폼드 컨센트

이 장의 첫 번째 사례는 파나마 어린이 대상 HTLV-II 혈청역학연구에서 정보에 기초한 또는 타당한 동의가 충분한지 검토한다. 연구자들은 Toxoplasma gondii의 초기 역학연구 때에 어머니의 동의를 얻었지만, 초기 연구시점에는 이 연구가 계획된 것이 아니었기 때문에 HTLV-II의 혈청역학연구의 잠재적 이익이나 위험성에 대한 어떠한 정보도 제공하지 않았다. 연구 참여자의 어머니들은 어린이의 혈청샘플이 미래에 사용할 가능성 때문에 보관해둘 것이라는 내용은 듣지 못했다.

일반적으로 참여자들은 연구의 목적, 그것의 과학적인 방법과 절차, 예상되는 위험과 이익, 예상되는 불편에 대하여 정보를 제공받을 권리가 있다. 더구나 그들은 어떠한 불이익도 없이 연구 참여를 철회할 수 있다.

연구자들은 HTLV-II 항체에 대한 저장된 혈청을 시험하기 전에 참여자와 그들의 법적 보호자에게 다시 연락하기 위한 모든 노력을 해야 한다. 만약 참여자나 보호자에게 연락이 불가능하다면 인폼드 컨센트를 다른 형식으로 얻는 것도 도움이 될 것이다. 예를 들면, 연구에 대한 인디언 공동체 대표와의 연락이다. 초기 참여자와 다시 연락을 하는 다른 이유는 연구원이 시험 결과를 의료연구에 참여한 개인에게 제공하고 결과를 해석하는 것을 도울 의무를 가지기 때문이다.

만약 연구자들이 원래의 연구 참여자나 보호자에게 연락하지 못한다면 사회와 아메리카 인디언 공동체에서의 혈청역학연구의 잠재적 이익 여부가 위험성을 상쇄시키는 문제가 나타난다. 비록 낙인이나 차별은 일반적으로 가능성이 낮지만 아메리카 인디언에 대한 잠재적 해악과 위험성이 포함된다. 연구자들이 과학 공동체와 언론에 알릴 때 연구 결과를 자세히 설명함으로써 위험을 최소화할 수 있다.

희소한 생물학적 표본을 최대한 활용하는 것의 실패 또한 윤리적인 함축의 의미를 가진다. 그러나 지식의 발달에 대한 보건연구자의 노력이 다른 모든 고려사항을 상쇄시키거나 무시해서는 안 된다.

두 번째 사례는 도심부 클리닉의 소수 인종 환자들의 코카인 사용에 대한 연구에서의 의도적인 정보 비공개를 다룬다. 대체로, 연구자들의 의무는 참여자가 연구나 절차를 제안 받고 동의 여부를 정할 때 중요하게 여기는 정보를 공개하는 것이다. 클리닉 환자들이 양성반응이 나올 것이라고 믿는 어떠한 이유가 없었을지라도 그들은 코카인 주요 대사산물을 위한 소변 검사에 대해서 거의 분명하게 정보를 제공받고 싶을 것이다. 만약 참여자가 연구에 대하여 충분한 정보를 제공받았다면 응답률은 아마도 낮았을 것이다. 과학적 타당성을 확실하게 하기 위한 연구를 설계하는 데에만 치중하였을 뿐, 연구자들은 참여자가 정보에 기초해서 결정을 할 권리를 존중하지 않았다. 연구가 불법적인 약물사용을 다루고 있었기 때문에 부주의에 의한 기밀 누설을 통한 참여자의 위험은 잠재적으로 심각했다. 프라이버시 침해가 크기 때문에 체액을 연구자가 분석한다는 사실은 중요한 부분이다. 기만(deception)을 수반하는 연구의 윤리는 대부분 심리학자와 행동 과학자에 의해 문헌에 광범위하게 논의되었다. 기만은 정당화하기 힘든 연구 기법이다. 그러나 그것은 다른 방식으로는 답변을 얻기 힘든 연구 문제의 제기를 위해 허용될 수 있다. 잠재적 위험성이 최소인 프로토콜은 임상시험심의위원회(IRB)가 심사하였다. 그럼에도 불구하고, 기만은 소수 공동체 연구에서 연구자의 신뢰를 감소시킬 수 있다.

세 번째 사례는 미국연방정부가 지원한 방사능 실험에서 참여자들에게 고지할 의무를 고찰한다. 국가안보이익의 이름으로도, 일반 대중의 일원인 사람들의 동의를 얻기 위한 요건을 유보해서는 안 된다. 뉘른베르크 재판 이후로 환자와 연구 참여자에게 정보를 공개하는 것은 필수적인 일이 되었다. 방사능 실험에 대한 클린턴 대통령의 자문위원회는 미국연방정부기관이 지원한 실험에서 방사능에 노출되었던 많은 환자들이 그들이 입은 손상에 대한 보상을 받도록 권고하였다.

4장 랜덤화 임상시험

이 장의 첫 번째 사례는 유방암 환자 치료를 위한 골수이식의 랜덤화 임상시험의 윤리를 검토한다. 몇몇 윤리학자들은 생명의 위협 상태에 있는 환자들은 효과가 검증되지 않은 실험적 치료를 받을 권리가 없다고 주장한다. 그럼에도 불구하고 환자들이 랜덤화 임상시험 외적으로 그런 치료에 접근하는 것을 막는 정책들이 조작적이거나 강제적이라는 비판을 받는다.

임상시험을 하기 전에 이 실험적 절차를 널리 채택하는 것과 관련된 잠재적 위험은 유방암 환자의 생존률 감소 가능성, 예기치 못한 부작용과 과도한 사회적 재정비용을 포함한다. 반면, 잠재적 이익은 현재 유방암 진단을 받은 여성에 대한 생존률의 증가 가능성을 포함한다.

임상시험을 위한 환자를 모집하기 위해 재정적인 인센티브를 받는 의사들은 그들의 이익과 환자와 사회에 대한 그들의 의무 사이에서 갈등할 수 있다. 의사들은 전통적으로 환자에 대해 최선을 다하고 충실할 의무가 있다.

다음 사례는 후수정체 섬유증식의 위험이 있는 조산아의 지속적인 산소 공급의 초기 랜덤화 임상시험을 다룬다. 이 역사적 사례는 새로운 임상치료를 평가하기 위해 적절하게 디자인되고 진행된 랜덤화 임상시험에 찬성하는 강한 논변을 제공한다.

이러한 시험이 윤리적이기 위해서는, 양쪽 처치의 치료효과에 대한 진정한(genuine) 불확실성이 분명히 있어야 한다. 다시 말해, 양쪽 군에서 위험과 잠재적 이익의 전체적인 비교를 어떻게 할 것인가?

5장의 첫 번째 사례는 연구 프로토콜의 다기관심의를 다룬다. 임상시험심의위원회(IRB)는 제시된 연구의 위험성과 잠재적 이익에 중점을 두고 참여자의 인폼드 컨센트를 얻기 위한 절차가 적절하다는 것을 보장하려고 한다. 또한 연구 참여자 모집을 위한 절차가 연구의 위험성과 잠재적 이익의 공정한 분배를 보장할 것인지 여부를 고려한다.

연구 프로토콜을 심의하기 위한 지역위원회의 사용은 지방관습과 규범 규정이 고려될 수 있다는 것을 보장한다. 그러나 이 사례가 설명했듯이, 지방적이나 국가적이기보다 지역적인 심의위원회의 사용은 다기관연구에 상당한 관료적 걸림돌이 되는 결과를 나을 수 있다. 이러한 문제점들을 줄이기 위하여, IRB는 실험동의서 등 절차에 대한 융통성을 최대한 허용해야 한다.

두 번째 사례에서 IRB는 임상시험결과의 후향적 연구를 가지고 논의한다. 심의위원회가 인폼드 컨센트를 얻기 위해 환자에게 연락하기 전에 연구자들이 각 환자의 주치의에게 승인얻는 것을 요구하는 것은 일반적이다. 비록 이러한 절차들이 "간섭주의적인(paternalistic)" 경우에 비난받기는 하지만 기관의 이익과 참여하는 의사들을 보호한다. 또한 몇몇 상황에서 의사가 이러한 방식으로 "문지기(gatekeeper)" 역할을 하는 것이 개별 환자에게 이익이 될 수도 있다.

보건연구를 위한 의무기록의 사용은 일반적으로 사소한 위험성과 기록의 기밀성을 보호하기 위해 조치가 취해지는 경우에만 허용된다. 비록 자격이 있는 연구자들에 대한 의무기록의 공개가 프라이버시에 대한 환자의 권리를 침해한다고 해도 이러한 손해는 사회와 미래의 환자에 대한 연구의 잠재적 이익에 의해 상쇄될 수 있다. 만약 전화 인터뷰와 같은 연구의 추가사항 때문에 환자에게 연락을 한다면 연락시점에 인폼드 컨센트를 요청해야 한다.

다음 사례는 주사기교환프로그램 평가연구의 IRB 심의와 관련이 있다. 이러한 연구들을 평가하는 IRB 위원들은 위험성과 잠재적인 이익에 대해 평가해야 하고 인폼드 컨센트 절차가 적절한지 알아봐야 한다. 이 평가연구의 중요 문제는 두 번째 그룹에 임의로 배치되는 개인에 대한 위험성이다. IRB 위원들은 HIV 감염과 기타 혈액으로 전염되는 병원균의 감소된 위험성을 포함한 시험으로부터 잠재적 이익의 공정한 분배가 있었는지 여부를 확인해야 한다. 보건연구에서 주사기교환과 콘돔 제공 프로그램과 같은 위험감소 사업들은 여전히 논쟁의 소지가 있다. 이러한 프로그램을 평가하는 최선의 방법이 무엇인지 프로그램을 실행할 것인지에 대한 의견이 일치되지 않을 수 있다.

6장 보건연구에서의 과학적 부정행위

다음 사례는 환경 과학자에 의한 연구 부정행위에 대해 검토한다. 과학적 부정행위에 많은 종류가 있으나 그중 소수만이 연구비 지원기관과 다른 연구기관에 의해 처리되곤 한다.

역학자들과 다른 보건연구자들을 위해 제안된 윤리지침은 개인 연구 참여자와 모든 공동체에 대한 책임(예: 이익 제공과 대중의 신뢰 유지) 뿐만 아니라, 전문가 동료에 대한 책임(예: 결과 보고와 용인될 수 없는 행동과 상황 보고)을 개략한다. 그러나 지침은 보건전문가의 책임에 대해 모두 세세하게 설명하지는 않는다. 이 사례와 같은 예에서는 최선의 행동이 무엇인지 알기 어려울 수 있다.

연구자들 사이에서의 갈등은 각 연구자들이 팀의 다른 일원에게 가지는 책임감을 공식화함으로써 효과적으로 막을 수 있다. 연구자들은 미리 서면으로 어떤 연구결과를 누가 대중에게 공개할 것인가에 대한 조건들에 대해 명백하게 이해하도록 한다. 이것은 팀이 여러 가지 다른 분과의 학문과 배경을 가진 연구자로 구성되었을 때 특히 중요하다.

이 사례에 대해 한 가지 주목할만한 것은 과학적 객관성의 부족으로 비난받았던 환경 전문가가 여성이라는 것이다. 비록 성별에 대한 편견이 과학 공동체에 널리 퍼져있지만, 이러한 문제가 환경 전문가에 대한 불만에 기여하는지 여부를 알기란 어렵다.

이 장의 마지막 사례는 환경연구의 데이터 위조와 관련된다. 데이터의 위조나 조작의 예들이 비교적 드물더라도 연구자들은 그들의 동료 연구자들이 충분히 자격을 갖추고 적절한 데이터 취급 절차가 사용되는 것에 대해 확실히 할 필요가 있다. 이것들은 일상적인 회계 감사, 완전한 기록 보존, 잘 유지된 연구노트 등을 포함한다. 데이터의 변경 가능성이 있는 사례가 있을 때에는 연구자들은 사회와 개인에게 직면하는 그들 전문직의 다른 일원과 적절한 제도적 부분에 대한 사건을 보고할 의무를 가진다.

7장 이해상충과 연구비 지원

이 장의 첫 번째 사례는 정부소속의 자문단에서 활동하는 전문가는 제약회사와 같은 사기업으로부터 얼마의 보수를 받을 수 있도록 허용해야 하는가, 실제적 이해상충 또는 잠재적 이해상충을 피하기 위해서는 어떤 종류의 장치가 적절한가를 다루고 있다. 여기서 쟁점은 정부전문가는 재정적 이해상충의 영향을 부적절하게 받을 수 있기 때문에 그가 내리는 판단의 객관성이나 불편부당성이 저해될 수 있다는 것이다. 이 사례에서와 같은 상황에서는 적어도 잠재적 이해상충이 있다고 봐야 한다. 그러나 실제적 이해상충의 여부를 알기 위해서는 정보가 더 필요하다(예를 들면, 제약회사 이사로 임명될 당시에 자문단에 제시된 정보의 내용은 무엇인지, 백신 또는 항바이러스 제제의 사용에 대해 그가 정부에 어떤 내용을 자문하였는지 등의 정보를 확인할 필요가 있다). 또한 제약회사의 직원이나 임원은 그가 속한 분야에서 가장 많은 지식을 알고 있는 전문가일 수 있다는 사실도 지적해둘 필요가 있다. 많은 국가에서는 정부자문단의 구성원들에게 제약회사의 스톡옵션이라든지 보수 등 잠재적 이해상충의 요소가 될 만한 것에 대한 정보를 제시할 것을 요구하고 있다. 공적인 투명성도 중요한 가치이다. 그러한 장치가 있어야만 보건 분야의 응급상황을 다루기 위한 정부정책이나 권장사항에 대한 공공의 지지를 유지할 수가 있다.

다음 사례는 담배업계가 지원하는 심혈관연구를 다룬다. 이해상충은 보건연구자가 자신의 객관성이나 불편부당성을 저해하는 재정상의 이익을 받으면서, 이들 연관관계의 인과성에 대한 견해를 제시할 때 발생한다. 그러나 실제적인 이해상충은 잠재적인 이해상충 뿐만 아니라 이해상충이 실제로 드러나는 일과 구별하는 것이 필요하다. 예를 들어, 담배업계의 지원을 받는 보건연구자는 이해상충 혹은 최소 가능한 이해상충을 가지는 것으로 보일 수 있지만 이해상충이 실제로 존재하는지 여부를 알아보기 위해 더 많은 정보가 필요할 수 있다.

많은 대학들은 비록 결과들이 후원자나 지원기관의 견해에 적합하지 않더라도 연구결과 보고를 허락하는 특정 조항을 포함하는 계약을 의무화하는 등의 정책으로 이해상충을 막으려고 한다. 대학의 연구원도 학문의 자유 권리를 가지며, 이러한 권리는 연구 지원에 관한 기관 정책을 개발할 때 고려하여야 하는 부분이다.

다음 사례는 연구비 출처의 공개를 다룬다. 많은 선구적 저널들은 기사작성을 위한 논문을 받을 때 과학적 보고서의 저자와 편집자에게 그들의 후원자를 밝힐 것을 요구한다. 그러나 자금 지원의 출처가 실제적인 이해상충을 얼마나 말해줄 것인지는 종종 명확하지 않다. 실제적인 이해상충과 잠재적인 이해상충을 구별해야 하지만 이해상충의 발생은 신뢰나 신용을 훼손할 수 있다.

네 번째 사례는 아프리카의 환경영향평가에서의 이해상충을 설명한다. 이 사례는 환경적 위험성 평가를 포함한 연구지원에서 야기될 수 있는 이해상충과 객관성이나 불편부당성을 해치는 재정적 이익으로 인해 부당하게 영향받는 것을 피할 필요성에 대해 설명한다. 이 사례에서는 개발도상국의 관리자들이 공공정책의 우선순위에 관해 선진국의 개인들과 다른 견해를 가진다. 윤리적 이슈들은 많은 공공정책 논쟁에 기초가 된다.

다섯 번째 사례의 초점은 정부 지원 연구의 상호심사에 대한 우려이다. 연구자와 지원기관 모두 각각의 의무를 확인하고 특권이 있는 정보를 보호할 의무를 가진다. 그 외의 의무는 객관성과 불편부당성을 유지하고 관련되는 고려사항을 효과적이고 신속하게 전하는 것이다. 이해상충은 정부자금지원기관의 행동을 설명할 수는 있지만 실제로 이해상충이 존재한다고 결론을 내리기에는 정보가 충분치 않다.

마지막 사례는 직업성 폐질환연구에서의 이해상충을 다룬다. 연구자는 근로자에 대한 권리를 존중할 필요성과 회사와의 관계를 존중할 필요성을 비교한다. 가장 중요한 고려사항은 근로자의 복지와 그들의 건강에 도움이 되는 중요한 정보에 대한 권리이다. 근로자는 자신의 질병 위험을 이해하는 데 도움이 되는 정보는 물론, 연구결과에 대해 알 권리가 있다.

8장 지적재산과 데이터 공유

첫 번째 사례는 대학 내 동료 간의 갈등을 다룬다. 애초에 연구를 완료한 직원은 새로 임명된 동료에게 데이터셋의 사용을 가능하게 함으로써 초기 데이터셋의 잠재적 이익을 증가시켰다. 그러나 두 직원 사이에 데이터셋을 어떻게 처리할지와 누가 연구비 지원신청서를 만들지에 대한 명백한 이해가 있어야 했다. 이상적으로, 동의는 문서화되어 있어야 한다. 또한 연구 지원에 대한 기록의 기밀보호와 같은 책임을 상술하고 있는 문서화된 계약이 있어야 한다.

대학의 학과장에 의한 표절 우려를 다룬 다음 사례는 지적재산권 및 과학적 부정행위와 관련된 추가적인 이슈들을 제시한다. 과학적 부정행위를 결정하는 이슈들은 진리 추구와 대중의 이익 보호뿐만 아니라 과학자들 사이 대인 행동의 다양한 면을 포함한다.

가능한 부정행위의 예가 발생할 때 연구자들은 대중과 지원기관, 전문가 동료에 대한 책임이 있다. 이러한 의무는 역학자와 다른 보건연구원을 위한 윤리지침에 상술되어 있다.

이 장의 세 번째 사례는 역학연구 설문지의 표절 시비를 다룬 법적 공방에 대한 것이다. 설문지 개발에 시간과 노력을 기울인 연구자들은 작업에 대해 인정받을 권리와 설문지의 사용을 통제할 권리를 가진다. 반면, 연구자가 설문지나 다른 연구방법을 공유하면 전체 연구 분야에 이익이 생기는 것이다. 많은 훌륭한 설문지들은 이전의 연구에서 사용된 질문의 개선을 통해 발전해왔다. 비록 연구자들이 동일 학계의 동료들과 설문지를 공유할 법적 권한이 없을 수 있으나, 방법의 공유는 덕스러운 연구행위에 부합한다. 갈등이 일어나지 않도록 확실히 하기 위해 다른 사람이 개발한 설문지(또는 일부)를 사용하기 전에 허가를 얻는 것이 바람직하다.

9장 연구결과의 출판과 해석

처음 세 개의 사례는 공동저자와 명예저자의 순서에 대한 의견대립을 포함한 저자표기의 문제들이다. 첫 번째 사례에서, 새로 임명된 조교수는 제1저자 공로를 빼앗겼다고 생각했다. 제1저자는 일반적으로 연구문제를 개념화하고 연구와 분석을 수행하고 관리하는 개인으로, 연구결과의 기술에 일차적인 책임을 진다. 이 상황에서 젊은 교원과 학과장 사이에 논문의 완성 시간의 예상치와 누가 제1저자로서 초안을 작성할지에 대한 의사소통이 없었다. 이처럼 효과적으로 서로의 의사를 교환하지 못한데다 조교수의 휴가기간 동안 학과장이 자신을 제1저자로 한 것은 멘토로서의 역할을 제대로 하지 못한 것이다. 반면, 연구팀은 생산적이어야 한다는 압박과 정해진 기간 안에 보고서를 출판해야 하는 압력을 받는다. 두 사람 모두 누가 제1저자가 될 것인지를 포함하여 논문에 대한 그들의 의도를 초기에 전달했어야 했다.

두 번째 사례에서 저자표기 순서에 대한 의견대립이 다시 한번 나온다. 연구를 설계하고 대학원생을 지도하는 조교수의 역할은 만약 조교수가 논문의 대부분을 작성하였다면 제1저자가 되는 것이 이치에 맞을 것이다. 이 사례에서는 실질적인 갈등 없이 문제가 해결되었지만 그러한 갈등은 논쟁의 결과에 대한 어떠한 이익도 없는 존경할만한 선배와 같은 제3자에 의한 중재가 필요할 수 있다.

세 번째 사례는 학과장에 의한 명예 공동저자 표기 요구를 다룬다. 과학적 보고서의 공동저자를 정당화하기 위하여 개인은(학과장이라 하더라도) 연구 질문의 개념화와 연구의 실질적인 수행에 대한 기여가 있어야 하고 최종 보고서를 준비하고 승인하는 것을 도와야 한다. 명예 저자의 모호한 행동은 연구의 윤리적 수행과 일치하지 않는다.

"데이터 해석의 허용한계를 넘기라는 압력"과 관련된 네 번째 사례는 여러 분야에 걸친 연구에서 일어날 수 있는 몇 가지 어려운 이슈를 설명한다. 연구원들은 서로에 대해 이해할 수 있고 그들의 과학적 결과를 해석하는 데 옳은 판단으로 연구를 소통할 의무를 가진다. 물론, 보건연구는 사회적인 진공상태(societal vacuum)에서 나오는 게 아니다. 연구자들은 과학적 객관성과 불편부당성을 유지하면서 정책 입안자와 다른 이해관계 당사자의 필요성에 대응하기 위한 방도를 연구해야 한다.

다음은 책임연구원이 미심쩍게 데이터를 분석한 사례이다. 이 사례가 보여주듯이 과학적 부정행위(6장 참조)의 이슈들은 연구결과의 발표와 해석에서도 발생할 수 있다. 역학자와 다른 보건연구자를 위한 윤리지침은 전문가 동료와 부적절한 행동에 직면하거나 보고하는 것과 같은 사회에 대한 책임을 약술한다. 그러나 지침은 보건연구자가 부정행위의 고발을 포괄한 특정 단계의 상세한 설명을 제공하지는 않는다. 보건전문가는 자신의 판단과 경험을 활용해서 최선의 행동을 결정하고 상황을 주의 깊게 분석해야 할 것이다. 많은 단체와 기관들은 과학적 부정행위나 잘못에 대한 고발을 다루는 정책을 가진다.

여섯 번째 사례는 환경보건연구에서 범위 밖의 값을 누락시킨 문제를 다룬다. 일정범위를 벗어난 데이터 값들은 때로는 통계학적 모형의 적합도를 개선하기 위해 분석에서 생략한다. 그러나 다른 사람들이 자신의 해석과 결론에 다다를 수 있도록 하기 위해 결과 보고에는 그러한 생략을 상세히 기술하면서 데이터값을 넣고 분석하고, 넣지 않고 분석하는 두 가지 과정을 거치는 것이 최선이다.

10장 보건전문가의 커뮤니케이션 책임

이 장의 첫 번째 사례에서는 연구자의 중요한 책임을 부각시키고 있다. 연구자는 표적 인구집단에서 나온 연구결과를 그 대상 집단에 공개하여야 하는 중요한 책임을 진다. 이 책임은 보건연구에만 해당되는 것이 아니라, 보건 분야의 실천적 활동에도 적용된다. 예를 들면, 응급상황에 대한 준비 조치나 실제 대응 조치라든지 재난 등 사고 발생에 대한 조사를 시행하기 위한 조치가 제대로 되어있는지를 평가하기 위해 조사하는 경우에도, 그 결과를 해당 지역사회에 알려야 한다. 보건전문가는 이 책임을 이행하고자 할 때, 지역사회와 직접 커뮤니케이션하는 방법도 있고, 지역사회 대표와 커뮤니케이션하는 방법도 있을 것이다. 또한, 커뮤니케이션 내용에 포함될 사항으로는 (1) 어떤 연구나 조사를 하는 것인지와 왜 하는지에 대한 설명, (2) 조사나 연구의 결과, (3) 연구결과가 갖는 의미에 대한 설명, (4) 의료사업의 수행 등 결과인지에 따라야 할 적절한 조치에 대한 제안 등이다. 공청회를 개최하는 방안 외에 인터넷 사이트에 결과에 대한 정보를 공지하는 방안이라든지 매체를 활용해서 정보를 유포하거나 직접 연구나 조사 대상자들에게 우편으로 알리는 방법도 있을 것이다(과학적인 전문용어를 피하고 쉽게 이해가 될 수 있는 용어를 활용해서).

이 장의 두 번째 사례는 인과관계에 대한 전문가 증언과 법정에서 역학자로서 해야 하는 역할을 다루고 있다. 역학자들이 법정에서 전문가 증언을 해달라는 요청을 받는 경우가 점차 늘어나고 있다. 증언 내용은 주로 역학적인 개념이나 역학적 연구방법론에 대한 것이 많은데 이를테면 다양한 역학적 연구방법의 강점과 한계점에 대한 것이다. 그 외에 과학적인 데이터를 기초로 특정 질환의 원인에 대한 의견을 제시해달라는 요청이 있다. 이 책의 사례에 나오는 역학자는 작업장에서 석면에 노출된 것이 관찰된 암으로 인한 사망의 원인이었는가라는, 불확실성에 결부될 수밖에 없는 내용에 관한 질문에 답변을 달라는 요청을 받았다. 일반적으로 보건전문가는 법정과 같은 제3자에게 연구결과를 제시할 때에 역학연구의 결과를 확대해서 과대해석하지 않도록 주의를 기울여야 한다. 따라서 연관성이라는 개념이나 여타의 통계학적 개념(예: 유의성이 경계선에 있어서 관련성이 있다고도 없다고도 할 수 있음)을 일반인들도 이해할 수 있도록 쉽게 설명할 필요가 있다. 전문가 증인으로서의 역학자의 역할은 정직하게 답변하는 것이다. 인과관계에 대해 나온 증거에 입각해서 객관적인 의견을 제시하여야 한다. 역학적 연구의 강점과 약점을 신중하게 설명하고 관찰연구의 데이터를 가지고 인과관계를 추론하는 일 때문에 생길 수 있는 흠결에 대해서도 설명을 하여야 한다.

세 번째 사례에서는 소아암연구의 결과 공개가 지연된 일이 관건이다. 이 상황에서 연구자는 적기에 지역 공동체 일원에게 연구결과를 전달할 의무가 있다. 연구자는 연구로 인한 혜택이 최대한 널리 가도록 지원기관으로부터 결과 공개 승낙을 받음으로써 책임 있게 행동하였다. 이상적으로는 연구자와 지원기관 사이의 계약과 같은 서면 동의에서 이러한 상황을 다루어야 한다.

드라이클리닝 작업장 근로자와 농산물의 중금속 함유량에 대한 연구의 두 사례에서는 비슷한 이슈들을 다룬다. 일반적으로 연구자들은 적절한 시기에 연구결과를 참여자에게 고지하고 잠재적인 건강 위험성에 대한 정보를 보류시키는 것을 피할 의무를 가진다. 이것은 위험의 심각성이나 중요성에 대한 불확실성이 있을 때도 유효하다.

엄격한 과학적 상호검토를 위한 결과의 철저한 검토와 초안 보고서의 의뢰는 현명한 연구 수행과 일치한다. 그러나 이러한 절차는 신속하게 처리해야 하고 연구결과에 대한 참여자 고지의 불필요한 연기를 피해야 한다.

여섯 번째 사례는 대중에게 석면의 건강위험에 대한 정보를 공개하는 것과 관련된다. 보건교육캠페인은 위험을 최소화하면서 특정 인구집단과 사회에 대한 잠재이익을 극대화할 수 있도록 신중하게 계획해야 한다. 자율성 존중의 원칙은 개개인이 이해할 수 있는 형식으로 안전한 건강 정보를 받아 자신의 행동을 스스로 정할 수 있도록 해야 한다고 제시한다. 위험성과 위험을 최소화하기 위한 방법에 대한 과학적 불확실성의 존재는 대중으로부터 중요한 정보를 보류하는 이유로는 불충분하다.

다음 사례는 영국에서의 "광우병"에 관한 언론 보도와 그에 따른 소비자 공황에 대한 것이다. 이 사례가 설명하듯이 보건전문가는 의료정보를 전달하고 해석하는 데 신중을 기하고 현명한 판단을 해야 한다. 대중의 알 권리와 의료정보의 과대해석을 피할 필요성은 비교 검토되어야 한다. 예를 들어, 질병에서 새롭게 떠오르는 패턴이나 가능한 건강위험에 대한 의견을 제시하라고 요청받았을 때, 보건전문가는 불확실성이나 과학적 의견일치의 영역을 지적해야 하고 증거가 확대해석되지 않도록 주의해야 한다. 과학자와 일반인이 위험성을 평가하고 해석하는 차이점 또한 고려해야 한다. 예를 들어, 비자발적인 위험과 엄청난 질병과 연관되는 대중에게는 엄청난 관심의 대상이다. 언론에 정보를 제공하는 데 있어 보건전문가들은 공개 성명서를 신중히 준비하고 리포터가 그들에게 전달된 정보를 이해하는지 확인함으로써 불리한 결과나 다른 위험을 최소화할 수 있다.

마지막 사례에서는 연방기관이 수행한 연구로 발생할 수 있는 사회적 이익이라든지 해당 연구의 결과가 발표된 후 매체가 주목한 일에 대해 다루었다. 정책입안자들이 기업체의 자율적인 규제가 국민의 건강보호를 위해서 적절한지 또는 여타의 법안이나 연방정부의 규제가 더 필요한지 판단할 때에 유용할 수 있다. 교수자는 이 사례를 가지고 보건윤리와 연방정부의 법안 및 규제와 정부정책의 관계에 대한 토론으로 넘어가는 연결고리로도 활용할 수 있다.

11장의 첫 번째 사례는 오염된 지하수에 대한 지역사회의 관심과 우려에 대한 윤리적 문제들을 다룬다. 문제는 프라이버시와 기밀성에 대한 권리뿐 아니라 위험과 잠재 이익의 문제, 개인 우물에 대한 검사데이터 공개 여부 결정 등을 포함한다. 오염된 우물을 가진 거주자들은 이 정보의 공개에 의해 재산 손실과 같은 해를 입을 수도 있다. 거주자들은 그들 자신의 우물이 오염될 것이라는 가능성을 평가할 수 있도록 적절한 정보를 가질 필요성이 있다. 이와 같은 상황에서 법 규정과 기관 정책은 종종 외부사람에게 어떠한 정보가 정부기관에 의해 공개가능한지 여부를 결정한다. 지역사회 거주자를 위해 일하는 보건과학자들은 환경위험의 독립적 분석을 통해 데이터가 적절하게 분석되었는지를 확실히 할 의무를 가진다.

노년층의 암 화학요법 프로토콜에 대한 접근은 이 장의 두 번째 사례에서 다루어진다. 화학요법 프로토콜과 같은 보건의료서비스의 공평한 분배는 정의의 윤리원칙에 근거한다. 정의에 대한 공리주의 이론은 공익이 극대화되도록 기준의 혼합을 강조한다. 공리주의 접근이 주로 집합적 이익을 최대화하는 것에 초점을 맞추기 때문에 그들은 집단의 작은 하위 집단에 대한 최종적인 이익 배분을 적절하게 고려하지 못할 수 있다. 상품과 서비스의 기여가 시장에 남겨지는 것이 최선이라고 생각하는 자유주의 정의론은 집단의 최저수혜자들에게 보호를 거의 제공하지 않는다. 평등주의 정의론은 사회의 각 사람들이 잠재이익의 분배를 동일하게 공유해야 한다고 제안한다.

이 사례가 보여주듯이 보건의료기획자가 개입을 이행할 때 지속적인 협조와 지원을 얻기 위해서는 지역사회 의사와 간호사의 관점을 고려해야 한다. 갈등이 생길 때 그들은 종종 전문가 교육과 협상의 과정을 통해 해결할 수 있다.

세 번째 사례는 특정 지역사회에서의 상수도수 염소소독의 위험과 이익을 다룬다. 이러한 보건의료문제는 신중한 건강위험평가를 필요로 한다. 또한 인간의 건강위험과 이익을 좀 더 적절하게 알아보기 위하여 추가적인 역학연구가 필요할 수 있다. 이 사례가 보여주듯이 윤리적인 고려는 공공정책 형성의 기초가 된다. 이러한 정책 형성에서 보건전문가들은 어떻게 위험성을 최소화하면서 이익을 극대화하는지를 결정해야 한다.

12장 취약한 인구집단 대상 연구

이 장의 첫 번째 사례는 터스키기 매독연구이다. 보건윤리의 이 전형적인 사례는 기관심의와 참여자의 인폼드 컨센트 요구와 같은 현대의 규제에 의한 보호의 가치를 일깨워준다. 의료와 과학 공동체는 종종 그들이 윤리적 행동에 대해 효과적으로 자기규제를 할 수 있다는 것을 보여주는 데 실패한다. 보건의료연구 참여자에 대한 연구자의 책임(예: 복지 보호, 인폼드 컨센트, 프라이버시 보호와 기밀유지, 기관심의)은 역학자와 다른 보건전문가를 위해 제시된 윤리적 지침에 기술되어 있다. 소수 집단, 사회 경제적으로 불이익을 받는 개인과 같은 취약한 그룹은 조장이나 강제에 의한 유인에 더 쉽게 영향받을 수 있다.

두 번째 사례는 영아돌연사신드롬의 환자-대조군 연구에서 절차를 인터뷰하는 것에 의해 제시된 심리적 위험에 관한 것이다. 이러한 특성의 연구에 참여하는 것의 결과로 생긴 심리적 고통은 비교적 소수이고 일시적일 것이라는 주장과 함께 연구의 잠재적인 사회적 이익 또한 고려하여야 한다고 할 수도 있다. 그럼에도 불구하고, 최근에 사별한 개인이나 다른 부류의 취약 집단은 역학 데이터가 덜 침투적인 방법으로 얻어지도록 하는 보호 조치를 받을 만하다.

다음 사례는 아이들 대상의 암 억제사업을 다룬다. 참여자에 대한 잠재적 위험은 정맥천자로부터의 국소적 통증과 감염을 포함한다. 다른 위험은 사회적이고 법적인 것으로 기밀성의 잠재적 침해와 관련된다. 이 위험은 연구에서 얻어진 정보의 기밀성이 엄격히 보호된다면 최소화할 수 있다. 이러한 위험은 비교적 경미하며 결국 연구의 잠재 이익에 의해 상쇄된다. 교육적 개입의 효과가 아직 나타나지 않았기 때문에 비개입 대조군의 사용은 허용된다. 이상적으로는 대조군에 임의로 배정된 아이들은 개입이 효과적으로 나올 경우 연구의 종료 시점에 교육을 받는 것이다. 아이들은 일반적으로 18세까지는 미성년자로 간주되며 대부분의 연구지향 활동에 대해서는 부모의 동의가 필요하다. 연구자들은 그들의 참여에 대한 당사자 동의를 얻음으로써 미성년자의 자율성을 더 존중해야 한다.

부가적인 윤리적 이슈들은 이 장의 마지막 사례인 공기오염과 아프리카계 미국인 아이들의 천식에 대한 연구에서 발생한다. 연구 프로토콜을 연구과정 동안 통상적으로 수정하고 많은 연구들이 연구비 지원을 받지 않더라도 지역사회 파트너들이 이러한 현실을 인식하지 않을 수 있다. 연구자들은 이러한 가능성에 대해 지역사회 파트너에게 알려야 하며 지킬 수 없는 약속을 하는 것을 피해야 한다. 이 사례에서 연구자들은 초기 계획된 이로운 개입이 없어졌다는 것을 지역사회 클리닉에게 알릴 의무가 있었다. 지역사회 개입을 가능하게 만들 추가적인 지원을 얻으려는 시도를 한 연구자는 저소득 클리닉에 대한 연구의 잠재 이익을 최대화시키기 위해 노력한 것이다.

13장 다문화연구

이 장의 첫 번째 사례는 도시인근 빈민가의 성병연구와 관계된다. 첫 번째 산전검사 시기에 무료 부인과검사와 STD검사의 제공은 연구참여에 동의하지 않을 수도 있는 여성에게 연구참여에 동의하도록 하는 심리적 조작 행위가 될 수 있다. 지역사회의 극심한 빈곤 때문에 그러하다. 지역 보건공무원에게 여성의 성적 파트너의 이름을 공개하는 것은 지역 보건법과 법령에 의해 의무가 될 수 있다. STDs 치료를 받은 여성의 남성파트너의 랜덤화 연구는 지역사회의 거주자 사이의 재정 부족과 많은 사람들이 값비싼 처방약을 지불할 수 없을 가능성 때문에 정당성 문제가 불거진다.

이 장의 마지막 사례는 미국 원주민 여성의 암 억제연구와 연관된다. 정도가 크건 작건 미국 원주민 여성은 취약한 집단, 특히 임산부, 노인, 만성질환자나 가난한 사람들을 구성한다. 그렇기 때문에 그들은 인간대상 시험이나 연구가 내포한 위험과 잠재적 해악에 대한 추가적인 보호와 예방조치를 받아야 한다.

계획된 인터뷰 연구에 참여하는 것에 있어서는 참여자에 대한 어떠한 신체적 위험성도 없다. 암에 대한 두려움, 당혹감이나 프라이버시 침해에 대한 우려의 결과로 일부 감정적인 고통을 겪을 수 있다. 이러한 연구가 내포한 사회적이고 법적인 위험성은 기밀성 정보의 공개에 기인하는 주된 것이다. 그러한 위험성은 수집된 모든 정보에 대한 기밀성 보호책의 엄수에 의해 최소화되어야 한다.

연구의 성격과 인터뷰 장소 선택 모두 이러한 위험 가능성에 영향을 준다. 예를 들어 전화인터뷰와 비교하여 방문인터뷰에서 프라이버시를 지키는 것이 더 어려울 수 있다. 성정체성과 같은 민감한 주제를 다루는 포커스그룹면접의 참여 또한 여성들에게 불필요한 주의를 환기시킬 수 있다. 계획하는 연구에서 이런 우려들은 덜 민감한 주제를 다루는 포커스그룹면접에서 토론 주제를 제한하거나 구조화된 인터뷰를 위한 전화인터뷰를 활용함으로써 줄여나가야 한다.

잠재적 응답자 표집을 위해 부족회의가 소장한 가장의 명단을 사용하게 되면서 기밀유지에 대한 우려가 발생한다. 이러한 부족의 인구명단기록은 부족의 단결과 의사소통에 중요한 역할을 한다. 제3자에게 이러한 명단이 우연히 우편발송되어 공개되는 일은 인디언 사회 내에서 심각한 결과를 야기할 수 있다. 부족의 명단기록을 사용할 특권을 부여받은 연구자들은 그것의 보안과 기밀을 지킬 특별한 의무를 가진다.

참여자와 인디언 국가에 대한 잠재적 이익은 협조적이고 권한이 있는 참여적인 연구에 의해 최대화될 가능성이 크다. 연구자들은 연구의 계획에 부족회의의 일원을 참여시키고 미국 원주민 인터뷰자의 계획된 사용을 통해 이러한 우려를 덜었다.

참여자와 미국 원주민 여성의 미래 세대들은 유방암과 자궁경부암 위험의 감소로 이익을 얻을 수 있다. 미국 인디언 지역사회 또한 의료

필요평가를 수행할 높은 역량 뿐만 아니라 암 검진서비스의 장벽을 넘는 것을 도와줄 유용한 정보를 가질 수 있다.

각 참여자의 인폼드 컨센트는 인터뷰 데이터가 얻어지기 전에 구두로 얻어야 한다. 추가적인 보호책은 연구 진행 전에 부족회의의 일원인 지역사회 지도자의 동의와 협조를 얻는 규정이다. 부족회의 구성원들은 연구과정 내내 지역사회 자문위원회로서의 역할을 해야 한다.

연구에 포함되고 있는 미국 원주민 여성들은 혜택을 못 받는 집단이면서도 연구가 거의 이루어지지 않은 고위험집단일 가능성 때문에 특별히 표적 집단이 되고 있다.

14장 국제보건연구

이 장의 첫 번째 사례는 말라리아의 모기 매개체를 억제하기 위한 정부 프로그램에 대한 것이다. 위험과 이익을 견주어 보고 사업을 평가하기 위해서는 여성과 아동이 살충제로 인해 입게 되는 건강상의 악영향에 대한 정보가 더 필요한 상황이다. 한 가지 가능한 사업상의 행동 대안은 살충제 프로그램을 중단하고 살충제 노출이 건강에 미치는 악영향에 대한 연구를 충분히 진행하는 것이다.

다음 사례에서 부각되는 점은 자원이 부족한 상황에서 연구를 진행하는 가운데 발생하는 윤리적인 책임이다. 긴장상태는 바로 과학적 연구의 목적과 연구 참여자들에 대한 부수적인 의료의 필요 사이에 생겼다. 연구자들에게는 흔히 부수적인 치료를 제공할 책임이 주어지는데, 그런 책임에도 한계가 따르기 마련이다. 예를 들면, 연구과정에 드러나지 않았던 건강문제가 드러날 수 있는데 연구자가 이 문제에 대해 전문성이 없을 경우가 그렇다. 그럼에도 불구하고, 말라리아에 대한 저비용의 치료나 감염에 대한 항생제 처방과 같은 부수적인 치료의 종류에 따라서는 예산 투입이 가능할 수 있다. 연구자에 대한 부수적 치료의 수혜와 관련한 연구 참여자들의 도덕적인 권리 주장은 취약성의 정도와 연구자와 연구 참여자의 관계의 성격, 미충족 의료필요의 제공에 요구되는 의학적 전문성을 연구자가 얼마나 지녔는가, 치료에 필요한 다른 지원의 가능성 등에 따라 좌우된다. 많은 경우 연구자들은 진단과 예후에 대한 정보의 제공과 지역의료체계를 의뢰하는 수준으로 참여자들을 도울 수가 있다. 이런 내용도 연구프로토콜에 기입을 해서 임상시험심의위원회의 승인을 받아야 한다.

세 번째 사례는 아프리카에서의 HIV 백신 임상연구와 관련된 것인데, 서구의 한 연구자가 개발국에서 실험적 백신이나 치료제에 대한 임상연구를 시행하는 경우에 일어날 수 있는 어려운 윤리적인 문제를 보여준다. 백신 임상연구에 대한 프로토콜은 연구자의 모국에서 뿐만 아니라 연구가 수행되는 국가에서도 위원회의 심의를 받아야 한다. 실험적 백신 연구의 부담을 지는 개인과 지역사회는 백신이 안전하고 효과적인 것으로 연구결과에서 판명이 나는 경우에 연구로부터 이익을 요구할 권리를 부여받아야 한다. 사실상 아프리카 상당수의 국가는 값비싼 HIV 백신에 대한 접근이 어려운 경우가 더 많을 것이다.

참여자로부터 인폼드 컨센트를 받아야 한다는 규정과 같은 윤리기준이 다문화적으로 적용가능성이 있는가 하는 문제는 논란이 있다. 상대주의자들은 다른 사회에서 연구가 수행되는 경우 문화적인 적절한 기준이 필요하다고 주장한다. 납득할만한 다른 주장은 보건의료관련 연구의 대상이 되는 개인의 복지와 안전을 보호하기 위한, 최소한의 보편적으로 적용 가능한 안전장치는 필요하다는 것이다.

15장 유전자연구와 유전자검사

이 장의 첫 번째 사례는 암 위험의 유전적 표지자에 대한 검사를 포함한다. 암 발병경향이 있는 가족의 일원들은 잠재적 이익이 위험성을 상쇄할 이익이 있을 때에만 유전자검사를 받아야 한다. 이 사례에서 위험성은 보험회사나 미래 고용주에 의한 차별과 가능한 심리적 악영향을 포함한다. 보건전문가들은 유전자 정보 기밀성의 엄격한 보호와 향상된 보호 규제를 옹호함으로써 위험을 최소화할 수 있다. 심리상담서비스의 제공 또한 중요할 수 있다. 반면에, *p53* 돌연변이에 대한 유전자검사는 초기 암 발견을 용이하게 할 수 있다. 그럼에도 불구하고 아이들은 검사를 받을지 여부에 대해 정보에 입각한 선택과 자율권을 행사할 능력이 없는 경우가 많다. 그래서 일부 윤리학자들은 암 위험성의 유전 표지에 대한 아이들의 이러한 검사는 원칙적으로 나이가 들어서 자신의 결정을 내릴 수 있을 때까지로 연기되어야 한다고 주장한다.

다음 사례는 전체 인구에서 여성의 *BRCA1*이나 *BRCA2* 유방암 유전자 돌연변이에 대한 유전자검사와 연관된다. 이러한 유전자검사의 위험성은 단지 여성의 유전자형만 가지고 차별하는 가능성과 제3자에 대한 시험결과의 우연적 공개를 포함한다. 엄격한 기밀성 보호책은 제3자에 대한 유전자 정보 공개로 발생하는 위험성과 해악을 최소화하는 데 필요하다. 인폼드 컨센트가 제대로 이루어졌는지 적절성 또한 검토해야 한다.

또한, 윤리적 이슈는 암에 따른 여성의 위험도에 대한 통지에 의해 발생한다. 질병의 유전적 성향에 대한 지식은 심리적 건강을 해칠 수 있는 부적절한 기분, 두려움이나 우울함을 가져올 수 있다. *BRCA1*이나 *BRCA2* 유방암 유전자 돌연변이에 대해 양성반응이 나온 여성들을 위해 적절한 상담을 제공하는 몇 가지 방책들이 있어야 한다.

윤리적 고려는 어떠한 연구를 진행할지에 대한 결정과 연구 가설 선택의 기초가 된다. 중요한 것은 불충분한 자원(이 사례에서는 암 억제연구에 대한 자원)을 어떻게 최선으로 배정할지와 어떻게 위험을 최소화하면서 연구의 잠재적 이익을 최대화할 것인가 하는 문제다. 암 억제 연구자는 공공의 건강을 보호하고 그들이 연구하는 집단의 권리와 복지를 존중하면서 분야를 발전시킬 의무가 있다.

이 장의 마지막 사례는 산업장에서 유전자검진의 일부 뜻하지 않은 위험을 보여준다. 산업장 노출을 줄이기 위해 회사가 공학적 통제를 실행하는 대신에 환경적 노출에 상대적으로 민감한 근로자들을 색출하는 것이 강조된다. 이러한 노출에 더 민감한 것으로 밝혀진 근로자들은 불공정하게 직장을 잃거나 잠재적으로 위험한 지역으로부터 덜 유리한 위치로 옮겨질 수 있다. 회사는 산업관련 질병에 따른 미래의 배상책임을 줄임으로써 이러한 유전자검진으로부터 이익을 얻는다.

다른 이슈들은 누가 이러한 유전자 시험결과에 접근하는 것을 통제하느냐에 대한 물음과 관련된다. 이상적으로 통제는 회사 관리자보다는 근로자나 그들의 주치의에게 맡겨져야 한다. 유전자검사가 말하는 예후의 정확성이 알려지지 않거나 불확실해도 근로자들은 자신의 검사결과에 대한 정보를 받을 권리가 있다.

16장 후천성면역결핍증(HIV)/에이즈(AIDS)의 예방과 치료

이 장의 첫 번째 사례는 HIV 항체 가정용 검사도구를 둘러싼 윤리적, 공공정책적 이슈에 대한 것이다. 이러한 가정용 검사도구는 프라이버시와 자유선택을 보호하는 반면, HIV 항체 시험에 대한 접근을 증가시킬 수도 있다. HIV 가정용 검사도구의 도입은 자신의 HIV 항체 혈청반응양성 상태를 아는 사람들의 잠재적 증가에 의해 인구집단의 HIV 전염을 늦춤으로써 에이즈 전염과 싸우기 위한 노력에 기여할 수 있을 것이다. 반면, 즉각적인 상담 서비스의 부재로 그들이 HIV 항체 양성이라는 것을 집에서 알게 되는 사람들은 자살, 불안감이나 우울증의 높은 위험성에 있을 수 있다. 가정용 검사도구와 같은 의료장비에 대한 정책과 연방규정과 법규의 목적은 비효율적이거나 해로운 제품으로부터 대중을 보호하기 위한 것이다. 자유주의자들은 FDA나 다른 정부기관을 지나치게 간접주의적으로 개인사에 끼어든다고 여긴다.

두 번째 사례는 항레트로바이러스약을 포함한 복합치료의 높은 비용과 분배의 공정성 이슈와 관련있다. 국가 간 혹은 민족 간에 항레트로바이러스약과 같은 제품의 공평한 배분은 정의의 윤리원칙에 근거를 둔다. 재화와 서비스가 시장에 맡겨지는 것이 최선이라고 생각하는 자유주의 정의론은 전 세계 국가들에서 사회경제적인 불이익을 받는 집단을 위한 작은 보호책을 제공한다. 사회의 개인들은 잠재 이익의 배분에 있어 동등하게 대우받아야 함을 내포하는 평등주의 정의론에서는 부유하지 못한 사람들 또한 새로운 에이즈 치료와 같은 공공 서비스와 에이즈 제품에 대해 동일한 혜택을 받는 위치에 있다. 불충분한 자원의 분배와 관련된 이러한 이슈들은 17장에서 더 다루어진다.

이 장의 네 번째 사례는 모친에서 아이로의 HIV 수직감염 예방에 대한 AZT 임상시험과 관련된다. 많은 윤리적 이슈들이 연구계획에서 제기된다. 예를 들어, 연구자들은 산모와 그들의 아이에 대한 잠재적 이익이 위험성을 상회하는지 여부를 고려했다. 또한 대상 집단의 선택(대부분 라틴계와 아프리카계 미국인 여성)이 위험성과 잠재적 이익의 분배에서 공정했는지 여부를 고려했다. 이러한 상황에서 소수 여성들은 HIV 감염과 에이즈의 높은 위험성 때문에 대상이 되었던 것이지, 그들이 연구자들에게 편리한 선택이었기 때문이 아니다. 저소득 여성에게 제공되었던 금전과 다른 인센티브는 연구에 참여하는 부담과 관련하여 지나치게 심리적인 조장이라거나 강제적인 것이 아니라 합리적인 수준이라고 생각할 수 있다.

17장 희소한 의료자원 분배와 보건의료개혁

17장의 첫 번째 사례는 관리의료조직(HMOs) 계약에 대한 것이다. 1996년 미국연방정부에 의해 금지된 일부 HMO 계약에서 소위 "함구령"은 이해상충을 의미한다. 이러한 규정들은 치료대안에 대해 환자들에게 충분히 고지할 의사의 책임, 의료를 제한하도록 의사에게 권장하는 재정적 인센티브를 공개할 책임 그리고 개별 환자의 최선의 이익이 되도록 행동하여야 할 책임에 위배된다. 일반적으로, 어떠한 치료가 급여에 해당하는지, 다른 급여혜택과 재정적인 부분에 대한 설명이 팜플렛이나 소책자에 수록되어서 HMOs의 잠재적 등록자와 보험급여 대상자에게 배부된다. 의사들은 서비스가 제공되는 시점에서 치료대안에 대한 중요 정보를 제공할 의무를 가진다.

다음 사례는 이주증명서를 소지하지 않은 외국인을 위한 의료서비스에 대한 것이다. 의료제공자가 불법이주자로 의심되는 사람의 신원을 보고하게 하는 공공정책은 의료서비스를 받지 못하게 막음으로써 결핵과 같은 전염병 확산에 기여할 수 있다. 종종 개인이 공공병원에서 다른 질병에 대한 치료를 받을 때 전염병 사례로 확인되는 경우가 많다.

사회경제적으로 불이익을 받는 집단의 암 검진과 관계되는 마지막 사례 또한 분배 정의의 이슈를 야기한다. 정의의 원칙은 얼마나 많은 지역사회기반의 자원이 사회경제적으로 불이익을 받는 집단의 암 예방에 투여되어야 하는지에 대한 결정과 관련된다. 공리주의 정의론은 작은 인구 하위집단에 대한 이익의 배분을 보장하는 데 실패할 수 있다. 재화와 서비스의 분배는 시장에 맡겨질 때 최선이라고 여기는 자유주의 정의론 또한 집단의 서비스가 충분하지 못한 부분에서 보호책을 거의 제공하지 못한다. 평등주의 정의론은 사회의 개별 구성원이 잠재적 이익의 배분을 동등하게 공유해야 한다는 것을 뜻한다.

교육 프로그램이나 대중매체 캠페인이 대상 집단에게 수용 가능한지 여부를 결정하는 데에 있어 최저수혜집단의 지역사회 지도자와 같은 대표자로부터의 지역사회 차원의 동의를 구하는 것이 바람직할 것이다. 대상 집단의 개인으로 구성된 지역사회 자문위원회는 프로그램의 계획과 수행 내내 정보와 피드백을 제공해야 한다.

추천자료

Agee, B., and R.W. Gimbel. Assessing the Legal and Ethical Preparedness of Master of Public Health Graduates. *Am J Public Health* (2009):99:1505-1509.

Arnold, R.M., G.J. Povar, and J.D. Howell. The Humanities, Humanistic Behavior, and the Humane Physician: A Cautionary Note. *Ann Int Med* (1987):106:313-318.

Association of Schools of Public Health. Ethics and Public Health: Model Curriculum. Available at http://www.asph.org/document.cfm?page=782. Accessed July 28, 2006.

Bebeau, M.J., and M.M. Brabeck. Integrating Care and Justice Issues in Professional Moral Education: A General Perspective. *J Moral Educ* (1987):16:189-203.

Bok, D.C. Can Ethics Be Taught? *Change* (1997):60:26-30.

Burling, S.J., J.S. Lumley, L.S. McCarthy, J.A. Mytton, J.A. Nolan, P. Sissou, D.G. Williams, and L.J. Wright. Review of the Teaching of Medical Ethics in London Medical Schools. *J Med Ethics* (1990):16:206-209.

Coughlin, S.S. Advancing Professional Ethics in Epidemiology. *J Epidemiol Biostat* (1996):1:71-77.

Coughlin, S.S., and G.D. Etheredge. On the Need for Ethics Curricula in Epidemiology. *Epidemiology* (1995):6:566-567.

Coughlin, S.S., and G.D. Etheredge. Teaching Ethics and Epidemiology: Initial Experiences at Two Schools of Public Health. *Epidemiol Monitor* (1995):16:5-7.

Coughlin, S.S., W.H. Katz, and D.R. Mattison. Ethics Instruction at Schools of Public Health in the United States. *Am J Public Health* (1999):89:768-770.

Coughlin, S.S., G.D. Etheredge, C. Metayer, and S.A. Martin, Jr. Remember Tuskegee: Public Health Student Knowledge of the Ethical Significance Of the Tuskegee Syphilis Study. *Am J Prev Med* (1996):12:242-246.

Fox, E., R.M. Arnold, and B. Brody. Medical Ethics Education: Past, Present, and Future. *Acad Med* (1995):70:761-769.

Friedman, P.J. Research Ethics: A Teaching Agenda for Academic Medicine (Commentary). *Acad Med* (1990):65:32-33.

Friedman, P.J., editor. Integrity in Biomedical Research. *Acad Med* (1993):68(Suppl).

Gilmer, P.J. Teaching Science at the University Level: What About the Ethics? *Sci Eng Ethics* (1995):1:173-180.

Goodman, K.W., and R.J. Prineas. Toward an Ethics Curriculum in Epidemiology. In: Coughlin, S.S., and T.L. Beauchamp, editors, *Ethics and Epidemiology*. New York: Oxford University Press (1996) pp. 290-303.

Gunsalus, C.K. Institutional Structures to Ensure Research Integrity. *Acad Med* (1993):68(Suppl):S33-S38.

Hafferty, F.W., and R. Franks. The Hidden Curriculum, Ethics Teaching, and the Structure of Medical Education. *Acad Med* (1994):69:861-871.

Kessel, A.S. Public Health Ethics: Teaching Survey and Critical Review. *Soc Sci Med* (2003):56:1439-1445.

Korenman, S.G., and A.C. Shipp. *Teaching the Responsible Conduct of Research Through a Case Study Approach. A Handbook for Instructors.* Washington, DC: Association of American Medical Colleges (1994).

LaPidus, J.B., and B. Mishkin. Values and Ethics in the Graduate Education of Scientists. In: May, W.W., editor, *Ethics and Higher Education.* New York: Macmillan Publishing Co. (1990):238-298.

Macrina, F.L. *Scientific Integrity. An Introductory Text with Cases.* Washington, D.C.: American Society for Microbiology Press (1995).

Mitchell, K.R., T.J. Lovat, and C.M. Myser. Teaching Bioethics to Medical Students: The Newcastle Experience. *Med Educ* (1992):26:290-300.

Mitchell, K.R., C. Myser, and I.H. Kerridge. Assessing the Clinical

Ethical Competence of Undergraduate Medical Students. *J Med Ethics* (1993):19:230-236.

Pellegrino, E.D. Teaching Medical Ethics: Some Persistent Questions and Some Responses. *Acad Med* (1989):64:701-703.

Pellegrino, E.D., R.J. Hart, S.R. Henderson, et al. Relevance and Utility of Courses in Medical Ethics. A Survey of Physicians' Perceptions. *JAMA* (1985):253:49-53.

Penslar, R.L., editor. Research Ethics. Cases & Materials. Indianapolis, IN: Indiana University Press (1995).

Rossignol, A.M., and S. Goodmonson. Are Ethical Topics in Epidemiology Included in the Graduate Epidemiology Curricula? *Am J Epidemiol* (1996):142:1265-1268.

Sachs, G.A., and M. Siegler. Teaching Scientific Integrity and the Responsible Conduct of Research. *Acad Med* (1993):68:871-875.

Self, D.J., F.D. Wolinsky, and D.C. Baldwin. The Effect of Teaching Medical Ethics on Medical Students' Moral Reasoning. *Acad Med* (1989):64:755-759.

Sulmasy, D.P., G. Geller, D.M. Levine, et al. Medical House Officers' Knowledge, Attitudes, and Confidence Regarding Medical Ethics. *Arch Intern Med* (1990):150:2509-2513.

Sulmasy, D.P., G. Geller, D.M. Levine, and R.R. Faden. A Randomized Trial of Ethics Education for Medical House Officers. *J Med Ethics* (1993):19:157-163.

보건윤리 관련 인터넷 자료 목록

Association of Schools of Public Health. Ethics and Public Health: Model Curriculum 2003. Available at http://www.asph.org./document.cfm?page=782. Accessed July 13, 2009.

Centers for Disease Control and Prevention Public Health Ethics Resources http://www.cdc.gov/od/science/phethics/resources.htm. Accessed July 13, 2009.

Collaborative Institutional Training Initiative. Available at http://www.citiprogram.org/.

IEA European Epidemiology Group. Good Epidemiological Practice: Proper Conduct in Epidemiologic Practice, 2004 Revision. Available at http://www.dundee.ac.uk/iea/GoodPract.htm. Accessed July 13, 2009.

Johns Hopkins University Berman Institute of Bioethics. Available at http://www.bioethicsinstitute.org/.

Kennedy Institute of Ethics, Georgetown University. Available at http://www.kennedyinstitute.georgetown.edu/index/htm.

National Institutes of Health Bioethics Resources. Available at http://www.bioethics.od.nih.gov/. Accessed July 13, 2009.

Nuffield Council on Bioethics. Public Health: Ethical Issues. 2007. Available at http://www.nuffieldbioethics.org/go/ourwork/publichealth/introduction. Accessed July 13, 2009.

Public Health Ethics Course, University of North Carolina at Chapel Hill. Available at http://oce.sph.unc.edu/phethics/modules.htm. Accessed July 13, 2009.

Tri-Council Policy Statement: Ethical Conduct for Research Involving Humans. Available at http://www.pre-ethics.gc.ca/

english/tutorial.

University of Miami Ethics Programs. Available at http://www6. miami.edu/ethics/index/html.

World Health Organization. Ethics And Health. Available at http://www.who.int/ethics/en/.

University of Toronto Joint Centre for Bioethics. Available at http://www.jointcentreforbioethics.ca/.

용어설명

결의론(casuistry): 유비추론의 하나로, 사례 자체의 특수한 사항들에 주목한다. 고대 스토아학파에서 유래하여 15~16세기의 로마 가톨릭 신학자와 영국 국교회의 저작물에서 두드러졌다. 현대에 다시 활성화시킨 대표적 철학자는 앨버트 존슨(Albert Jonsen)과 스테판 툴민(Stephen Toulmin)이다. 결의론의 기초가 되는 세 가지 요소는 유비추론과 범례에 대한 호소 그리고 실천 판단이다.

공동체주의(communitarianism): 공동체 내에서 사람들이 상호의존하는 방식에 주목하는 윤리이론이다. 공동체주의는 아리스토텔레스라든지 근대의 철학자 중에서도 헤겔 등의 정치철학자들의 저작에 기초하고 있다. 전통과 사회적 맥락이 도덕추론이나 공동체 가치에 중요하다는 것을 부각시킨다.

결과주의(consequentialism): 좋은 결과와 나쁜 결과를 종합해보아야 행위의 옳음과 그름을 판단할 수 있다는 윤리이론이다. 공리주의는 많은 보건 활동을 뒷받침하는 이론인데, 이것도 결과주의 또는 목적론적인 이론이다. 보건에서는 인구집단의 건강이 일차적인 최종 결과이다. 효용의 원칙을 참고한다.

핵심가치(core values): 핵심가치는 윤리적이고 과학적인 기본가치들 중에서 보건이라는 사명과 목적에 일관되면서도 이들을 지지하는 것들이다.

의무론적(칸트의) 철학 이론[deontological(or Kantian) philosophical theories]: 개인을 어떤 목적에 대한 수단으로만 취급해서는 안 된다는 주장과 행위의 옳음과 그름은 그 행위의 결과와 무관하다는 두 가지 주장을 골자로 하는 이론이다. 행위 자체의 본질적인 옳음 또는 본질적인 그름에 주목한다.

윤리원칙(ethical principles): 자율성 존중의 원칙과 선행의 원칙, 정의의 원칙과 해악금지의 원칙 등 네 가지 원칙은 생명윤리나 보건 분야에서 도덕추론과 윤리적 의사결정에서 두드러진 역할을 한다. 철학이론과 특수한 규칙 중간 지점에 원칙이 위치한다. 자율과 선행, 정의, 해악금지 및 효용을 참고한다.

윤리규칙(ethical rules): 윤리규칙은 윤리원칙보다 구체적이며, 구체적 맥락에 직결된다. 윤리규칙의 예로, "인간을 피험자로 하는 연구의 프로토콜은 기관심의위원회(Institutional Review Board, IRB)에 제출하여 윤리 심의를 받아야 한다."라는 것도 있다.

윤리적 의무(ethical duties): 보건전문가들의 윤리적 의무는 그들의 활동이 영향을 미칠 수 있는 다양한 이해당사자들 즉, 피험자와 사회와 재정지원처와 고용주와 동료들에 대한 책무를 말한다. 윤리규칙과 마찬가지로 윤리적 의무는 윤리원칙보다 구체적이며 구체적 맥락에 직결된다. 예를 들면, 보건전문가의 의무 중에서 연구 및 보건활동 중에 취합한 의료정보의 기밀을 철저히 보호할 의무도 포함된다.

동등성(equipoise): 랜덤화임상시험에서 시험이 윤리적이기 위한 요구조건이다. 치료군과 대조군 양쪽에 하는 처치 중에서 어느 쪽의 치료효과가 비교우위인가에 대해 시험 전에는 진정한 불확실성이 존재해야 한다. 어느 쪽이 나은가에 대한 진정한 불확실성을 동등성이라 한다.

철학(윤리) 이론[philosophical(ethical) theory]: 규칙들과 원칙들의 종합적인 총체를 말한다. 의무론적 이론, 공리주의 이론을 참고한다.

도덕추론에 대한 원칙기반접근(principle-based approaches to moral reasoning): 도덕추론의 방법 중에서 일반적 윤리원칙에 기초한 도덕추론을 말한다. 잘 알려진 예는 탐 비첨(Tom Beauchamp)과 제임스 치일드레스(James Childress)가 제안한 원칙기반 공통도덕이론이 있는데, "네 원칙"을 이용하여 추론한다. 이 방법은 생의학의 윤리적 쟁점을 논의할 때 활용하기 위해서 개발한 것이다. 도덕을 몇 가지 기본적인 요소로 환원함으로써 의료전문직에서의 윤리적 분석을 위한 유용한 틀을 제공하고 있다. 이 방법은 보건 분야에서도 자주 쓰이는 분석 방법이다. 이를 제안한 두 철학자에 의하면 원칙은 비교적 추상적이다. 특정 맥락에서는 원칙을 더 구체화해서 윤리규칙과 같은 행위에 대한 구체적인 지침을 만들어내기도 한다. 선행, 해악금지, 자율성 존중 및 정의를 참고한다.

자율성 존중의 원칙(principle of autonomy): 자기결정권에 주목하는 원칙이다. 정치적 삶에 있어서 개인의 자유와 개인의 인격 개발이 중요하다고 보는 서구의 전통에 뿌리를 둔 인격존중의 원칙이 바로 이 원칙이다. 자율성 개념과 느슨하게나마 연관이 있는 개념으로 프라이버시와 자유로운 선택, 자신의 선택에 대한 책임 수용 같은 것들이 있다.

선행(이익)의 원칙(principle of beneficence): 개인과 사회에게 가는 잠재적 이익을 극대화하고 잠재적 해악은 최소화할 것을 요구하는 원칙이다. 여기에서 선행이란 개념은 개인의 복지를 보호하고 공동의 복지를 증진하는 것 두 가지를 모두 포함한다.

정의의 원칙(principle of justice): 잠재적 이익과 잠재적 부담을 공평하게 분배할 것을 요구하는 원칙이다. 분배정의에 대해서는 이론들이 몇 가지 나와 있다. 존 롤즈(John Rawls)나 노먼 다니엘즈(Norman Daniels), 매디슨 파워즈(Madison Powers) 그리고 루스 페이든(Ruth Faden)과 같은 철학자나 윤리학자가 선구적으로 제시했다. 특히 이들의 이론은 사회경제적으로 취약한 사람들의 복지에 특별히 주목하면서 공공정책과 희소한 의료자원의 분배 및 보건에 적용할 수 있는 방법이다.

해악금지의 원칙(principle of nonmaleficence): 해를 끼치지 말라고 하는 히포크라테스의 원칙과 연관이 있다. 이 원칙은 일차적으로는 해로운 행동을 하지 말라는 요구이지만 부차적으로는 잠재적 이익에 잠재적 해악을 견주어 잠재적 해악을 줄이라는 요구도 포함한다.

절차적 정의(procedural justice): 공공의 참여 및 관련 당사자의 참여를 보장하는 것을 말한다.

효용의 원칙(principle of utility): 이익의 총합을 극대화할 것을 요구하는 원칙이다. 공리주의자들에게는 이것이 궁극적 윤리원칙으로 다른 모든 원칙을 이 원칙에서부터 도출한다.

공리주의 철학 이론(utilitarian philosophical theories): 이로운 결과를 극대화하라고 요구한다. 이 관점에 따르면 행위를 옳거나 그른 행위로 만드는 것은 행위 자체의 본질적인 옳음과 그름이 아니라, 행위의 영향이나 결과이다.

덕윤리(virtue ethics): 행위보다 행위자에 주목하는 도덕이론이다. 행위자가 수행한 행위 자체의 성격이나 결과보다는 행위자의 인격이나 행위자의 도덕적 동기를 강조한다. 아리스토텔레스의 저작에서 연원하여 오늘날의 철학자와 윤리학자의 덕윤리에서 두드러진 역할을 하는 덕의 예로는 진실성(진실을 말하기, veracity), 연민(compassion) 그리고 인격적인 온전성(personal integrity) 등이 있다.

찾아보기

ㅅ

ㅇ

ㅈ

ㅊ

ㅋ

ㅌ

ㅍ

ㅎ

A

B

C

D

E

F

G

H